MARCO BIANCHI
Die magischen 20

für kathleen

von

Deiner Ruth

Redmond, 24.06.15

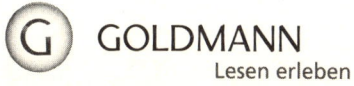

Buch

Die italienische Küche ist eine der vielfältigsten und gesündesten der Welt. Sie zeichnet sich durch viel frisches Gemüse, Obst, Fisch, Hülsenfrüchte sowie Kräuter und Olivenöl aus. Marco Bianchi verrät, welche Nahrungsmittel besonders reich an Vitaminen, Antioxidantien und Mineralien sind und damit Krankheiten erst gar nicht entstehen lassen. So verfügen Sardellen, rote Zwiebeln und Heidelbeeren über konzentriertes Quercetin, das die Zellen schützt. Blumenkohl ist höchst calciumreich und wirkt entzündungshemmend. Neben überraschenden Informationen über die Inhaltsstoffe unserer Zutaten inspirieren köstliche Rezepte zu einer heilenden Ernährung – Tag für Tag.

Autor

Marco Bianchi wurde 1978 in Mailand geboren, wuchs zwischen Mikroskopen und Backöfen auf und pflegt diese beiden großen Leidenschaften seit seiner Kindheit. Mit neun Jahren kreierte er seine erste *Pasta al forno ai quattro formaggi* (es können auch fünf oder sechs Käsesorten gewesen sein). Er ist wissenschaftlicher Biochemiker und arbeitet derzeit für die Fondazione IFOM – Istituto FIRC (Fondazione Italiana per la Ricerca sul Cancro) für molekulare Onkologie in Mailand, ein Spitzenforschungszentrum von internationalem Rang. Gegenstand seiner Forschungen sind die molekularen Mechanismen, die eine gesunde Zelle dazu veranlassen zu entarten.

Marco Bianchi

Die magischen 20

Die besten Nahrungsmittel für unsere Gesundheit

Aus dem Italienischen von Andrea Panster

GOLDMANN

Die Originalausgabe erschien 2010 unter dem Titel »I magnifici 20.
I buoni alimenti che si prendono cura di noi« bei Ponte alle Grazie.

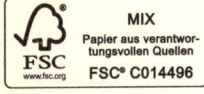

Verlagsgruppe Random House FSC-DEU-0100
Das für dieses Buch verwendete FSC®-zertifizierte Papier
München Super liefert Arctic Paper Mochenwangen GmbH.

1. Auflage
Deutsche Erstausgabe Februar 2013
© 2013 der deutschsprachigen Ausgabe
Wilhelm Goldmann Verlag, München,
in der Verlagsgruppe Random House GmbH
© 2010 by Adriano Salani Editori S.p.A., Gruppo editoriale
Mauri Spagnol – Milano
Umschlaggestaltung: UNO Werbeagentur, München
Umschlagmotiv: Getty Images/sorendis
Autorenfoto Marco Bianchi: © Manuela Vanni
Redaktion: Ralf Lay, Mönchengladbach
SB · Herstellung: cb
Satz: EDV-Fotosatz Huber/Verlagsservice G. Pfeifer, Germering
Druck: GGP Media GmbH, Pößneck
Printed in Germany
ISBN: 978-3-442-22017-5

www.goldmann-verlag.de

Inhalt

Einleitung
    Einige wichtige Vorbemerkungen 17

1. Quinoa – ein Favorit im internationalen
   Calciumvergleich......................... 23
      Meine Empfehlungen für Ihre Küche............ 29
      Quinoa-Crêpes mit Kräutern.................. 29
      Vegetarische Quinoabällchen 30

2. Ein hochkonzentrierter Start ins Leben –
   Sprossengemüse in der Ernährung............. 32
      Meine Empfehlungen für Ihre Küche............ 43
      Scharf-würziger Supersalat 43
      Fenchel-Carpaccio mit Thunfisch und
      Rucolasprossen............................ 44

3. Segensreiche Meerestiefen................... 45
      Meine Empfehlungen für Ihre Küche............ 49
      Kombu-Algen-Frittata...................... 49
      Sushi vegetarisch.......................... 50
      Algensalat................................ 51

4. »Sesam, öffne dich!« – Phytoöstrogene 52
   Wenn die Hormone von den Pflanzen kommen.... 55
   Der Same der Gesundheit 57
   Meine Empfehlungen für Ihre Küche............ 59
   Kichererbsen-Hummus mit gesundem Saatenbrot .. 59
   Thunfisch in Sesamkruste 61

5. Ein Fisch namens Leinöl (oder »Fisch*lein*«)........ 63
   Zum Thema Cholesterin 66
   Meine Empfehlungen für Ihre Küche............ 69
   Köstliche Mayonnaise ohne Ei................. 69

6. Scharfe Typen, aber nicht nur das 71
   Meine Empfehlungen für Ihre Küche............ 78
   Thymian-Kartoffel-Gratin.................... 78
   Verdauungstee............................ 79

7. Knoblauch und Zwiebeln: Verbündete im Odeur
   und gegen Diabetes 80
   Meine Empfehlungen für Ihre Küche............ 84
   Zwiebelsuppe 84
   Gefüllte Zwiebeln.......................... 85

8. Vollkommen verkohlt – Tag für Tag von früh
   bis spät................................. 87
   Eine Familie gegen den Stress 91
   Meine Empfehlungen für Ihre Küche............ 95
   Toskanische Ribollita 95
   Blumenkohl-Brokkoli-Carpaccio............... 96

9. Kräftiges Tafelgrün – Gesundheit aus dem
   Kräutergarten 98
   Meine Empfehlungen für Ihre Küche. 106
   Rucola-Mandel-Pesto 107
   Basilikumschiffchen 107

10. Spinat: grünes Blut, grüner Geist. 109
    Meine Empfehlungen für Ihre Küche. 115
    Strozzapreti (»Pfaffenwürger«) mit Spinat 116
    Cannellini-Bratlinge auf Spinat 116

11. Die rote Königin der Cucina italiana und ihre
    altershemmende Wirkung 118
    Meine Empfehlungen für Ihre Küche. 122
    Tomaten-Käse-Torte 122
    Feta-Apfel-Tomaten-Spieße 123
    Gazpacho 124

12. Die Pastellfarben der Natur: wohltuendes Orange . . 125
    Meine Empfehlungen für Ihre Küche. 134
    Kürbis-Gnocchi mit karamellisierten Zwiebeln 134
    Gebackener Kürbis mit Sojasoße. 135
    Gemalzte Karotten mit Mandelblättchen. 136

13. Hülsenfrüchte: kleine Protein- und
    Mineralstoffküsse 137
    Meine Empfehlungen für Ihre Küche. 144
    Kichererbsen-Adzukibohnen-Fladen 144
    Borlottibohnen-Pastete mit grünen Äpfeln. 145
    Kichererbsensuppe 145
    Borlottibohnen-Ricotta-Bällchen 146

14. Der blaue Prinz auf unserem Tisch.............. 148
    Meine Empfehlungen für Ihre Küche............ 155
    Kartoffelgratin mit Hering 155
    Thunfisch süßsauer 156
    Exotischer Lachsspieß....................... 156

15. Der »Klassiker« Vitamin C und vieles mehr 158
    Meine Empfehlungen für Ihre Küche............ 165
    Fenchel-Orangen-Salat 165
    Orangen mit Zimt........................... 166
    Sommerliche Bowle.......................... 166

16. Rot, aber nicht aus Scham! 167
    Meine Empfehlungen für Ihre Küche............ 180
    Granatapfelgelee............................ 180
    Paprika-Frischkäse-Röllchen 181
    Großer Salat, ganz in Rot 181

17. Die Dame in Schwarz und ihr treuer Gefährte:
    die Traube und das Resveratrol 183

18. Schrumpelige Snobs – Trockenfrüchte........... 190
    Meine Empfehlungen für Ihre Küche............ 198
    Datteln im Speckmantel 198
    Torte à la Allan Bay 199

19. Einfach süß: Meine Damen und Herren, das Malz .. 201
    Meine Empfehlungen für Ihre Küche............ 206
    Kokosbällchen............................... 206
    Vollkornrührkuchen 207

20. Amarum in fundo – Zartbitteres zum Schluss 209
    Meine Empfehlungen für Ihre Küche. 215
    Schokoladenkuchen mit Birnen 215
    Tiramisu mit Zartbitterschokolade 216

Glossar der Nutrazeutika. 218
    Vitamine 218
    Vitamin A 218
    Vitamin B 219
    Vitamin C 220
    Vitamin D 221
    Vitamin E 221
    Vitamin K 222
    Mikronährstoffe und chemische Substanzen 222
    Alkaloide 222
    Calcium 222
    Eisen 224
    Jod 225
    Kalium 226
    Magnesium 226
    Molybdän 227
    Natrium 228
    Nitrite und Nitrate 228
    Phosphor 229
    Polyphenole und Flavonoide 230
    Selen 232

Zum tieferen Verständnis 233

Bibliografie 242

Register der Rezepte 244

Register der Lebensmittel 246

Register der Nutrazeutika 251

Dank 254

Hinweis

Soweit nicht anders angegeben, sind alle Rezepte in diesem Buch für 4 Personen berechnet.

Abkürzungen

EL = Esslöffel
g = Gramm
kg = Kilogramm
l = Liter
µg = Mikrogramm
mg = Milligramm
ml = Milliliter
TL = Teelöffel

Einleitung

Dieses Buch stellt eine Verbindung her. Es verknüpft die im Laufe meiner Studien gewonnenen Erkenntnisse und meine über zehnjährige Berufserfahrung auf dem Forschungsgebiet der molekularen Onkologie mit meiner grenzenlosen Leidenschaft für das Kochen, wobei ich gesunde wie auch außergewöhnliche Lebensmittel verarbeite, und der Aufmerksamkeit, die ich dem Thema »Gesundheit und Wohlbefinden« im Allgemeinen widme.

Die wesentlichen Ergebnisse aus der Forschung können und müssen allgemein nachvollziehbar vermittelt werden, damit möglichst jeder aus diesem reichen Wissensschatz schöpfen kann. Dieses Wissen stammt aus einer Welt, die in den meisten Köpfen wie eine Suppenküche brodelnder und qualmender Reagenzgläser wahrgenommen wird, deren Sinn und Zweck den Nichteingeweihten auf ewig verschlossen bleiben müsse. Aus diesem Grund verbindet das Forschungsinstitut, an dem ich tätig bin – die Fondazione IFOM –, seit jeher die wissenschaftliche Arbeit mit der Kommunikation in der Gesellschaft. Besondere Aufmerksamkeit gilt dabei der Jugend. Gemeinsam mit einem Team von Experten widme ich seit über sieben Jahren einen großen Teil meiner Zeit der Arbeit mit Schulen, und zwar in einer Kooperation, die sowohl praktische Laborarbeit als auch die Vermittlung wissenschaftlicher Grundlagen vorsieht. Inzwischen gehört es zu meinen liebsten beruflichen Aufgaben, zu kommunizieren, zu informieren (klar und einfach, schon weil es mir gar nicht anders möglich wäre!) und dazu beizutragen, dass die Grundlagen für eine sinnvolle Ernährungserziehung geschaffen werden.

Der Gastrosoph und Publizist Allan Bay riet mir eines Tages, doch einmal gezielt die wichtigsten Informationen zu jenen Lebensmitteln zusammenzutragen, die uns allen guttun und die die meisten Menschen tagtäglich genießen, oft ohne sich deren positiver Eigenschaften überhaupt bewusst zu sein. Was ich Ihnen hier anbiete, sind (nicht ausschließlich) wissenschaftliche Informationen darüber, was sowohl unsere Gesundheit als auch unseren Appetit sowie unsere Lebensfreude fördert. Es sind Fakten von höchster Relevanz und auf dem neuesten Stand, da ich im ständigen Austausch mit anderen maßgeblichen Wissenschaftlern stehe, die sich wiederum alle fortwährend informieren und weiterbilden.

Was haben zum Beispiel Kapern, blaue Trauben (und Rotwein), rote Zwiebeln, grüner Tee und Heidelbeeren gemeinsam? Sie gehören zu den Nahrungsmitteln, die am meisten Quercetin enthalten, eine natürliche Substanz, die unsere Körperzellen schützt. Oder: Mit dem schwefelhaltigen Kochwasser des Blumenkohls (den sein Gehalt an Zitronen- und Apfelsäure zum leichtestverdaulichen Mitglied in der Familie der Kohlgemüse macht) lassen sich Ekzeme und verschiedene Entzündungen behandeln. Und noch ein Beispiel: Neueste Forschungen unterstreichen wiederholt, wie gut es ist, unbesorgt das üblicherweise empfohlene Glas Rotwein zum Essen zu trinken. Der Grund dafür ist einfach (und neu): Rotwein enthält Melatonin – ein Hormon, das auch vom Gehirn produziert wird und hilft, die innere Uhr zu regulieren. Wie sich gezeigt hat, sind Weine aus den Rebsorten Nebbiolo, Sangiovese, Merlot und Cabernet Sauvignon besonders melatoninreich. Die Traube enthält aber nicht nur Melatonin, sondern auch Resveratrol, das zudem in Brombeeren und Erdnüssen zu finden ist. Es verlangsamt den altersbedingten körperlichen und geistigen Verfall und schützt dank seiner antioxidativen Wirkung vor Krebs.

Viele Forschungslabors widmen sich heute der Untersuchung von Nahrungsmitteln, die sich positiv auf die menschliche Gesundheit auswirken. Gegen Ende der achtziger Jahre fand man für dieses Gebiet die Bezeichnung »Nutrazeutik«, die sich aus den Begriffen »Nutrition« (»Ernährung«) und »Pharmazeutik« zusammensetzt. Der erste italienische Nutrazeutik-Kongress wurde von der Società Italiana di Nutraceutica (SINut, Italienische Gesellschaft für Nutrazeutik) veranstaltet und fand im Februar 2010 statt.

In diesem Buch werde ich versuchen, die Inhalte dieses Fachgebiets in einem übersichtlichen Format sowie mit klar verständlichen und direkten Worten darzustellen. Ich möchte vermitteln, dass man auch mit Hilfe der Ernährung gesund bleiben oder zumindest dazu beitragen kann. Ich sage »auch«, da die körperliche Aktivität für eine gute und gesunde Lebensführung eine gleichermaßen grundlegende Rolle spielt. Statistischen Erhebungen zufolge besteht bei 35 Prozent aller Tumorerkrankungen ein Zusammenhang mit schädlichen Substanzen, die wir über die Nahrung aufnehmen, und nur 2 Prozent sind beispielsweise auf die Luftverschmutzung zurückzuführen. Ich will keine unnötige Angst vor den Produkten erzeugen, die man sich so auf den Teller lädt. Ich möchte jedoch sehr wohl dazu anregen, Lebensmitteln noch mehr

Aufmerksamkeit zu widmen. Denn wie zum Beispiel eine neuere australische Studie zeigt, kann bereits der tägliche Verzehr von nur 20 Gramm Linsen oder anderen Hülsenfrüchten die Lebenserwartung um etwa 8 Prozent erhöhen! Die aufgenommenen Proteine sind praktisch mit dem im Fleisch enthaltenen Eiweiß vergleichbar (auf das man grundsätzlich besser verzichten oder dessen übermäßigen Verzehr man zumindest einschränken sollte), während der Cholesteringehalt gleich null ist.

In der renommierten wissenschaftlichen Fachzeitschrift *Journal of Proteome Research* wurde eine Arbeit veröffentlicht, in der eine Gruppe von Wissenschaftlern erklärt, Zartbitterschokolade könne Anspannungen lindern, und sogar eine »Dosierung« angibt: Die Behandlung sieht eine Anti-Stress-Dosis von 40 Gramm dunkler Schokolade am Tag über einen Zeitraum von zwei Wochen vor. Dies soll das Niveau der Stresshormone drastisch senken. Darüber hinaus hat ein Team japanischer Forscher in der Zartbitterschokolade Stoffe entdeckt, die in der Lage sind, Karies zu bekämpfen. Daraus ist die »Xyli Power Chocolate« zur Kariesprophylaxe entstanden!

Zucker und Zitrone erhöhen die Aufnahme der im grünen Tee enthaltenen Polyphenole (Antioxidanzien) um etwa das Dreifache! Dies war ebenfalls Gegenstand einer Studie, die in der bedeutenden wissenschaftlichen Fachzeitschrift *Food Research International* veröffentlicht wurde. Geben Sie deshalb ein wenig Zucker und einige Tropfen Zitronensaft in Ihre Tasse grünen Tee – es wird Sie jung halten. Um die Eisenaufnahme zu erhöhen, sollten Sie es nicht dabei belassen, Spinat »pur« zu essen, sondern ihn auch noch mit Öl und Zitrone verfeinern.

Walnüsse enthalten Tryptophan, eine Aminosäure, die für die Serotoninproduktion wichtig ist. Serotonin spielt für das Ein- und Durchschlafen eine bedeutende Rolle. Verzehren Sie deshalb drei schöne Walnüsse täglich, um Schlafproblemen ein Schnippchen zu schlagen und Ihrem Herzen etwas Gutes zu tun!

Nachdem man am Mailänder Istituto Mario Negri (an dem auch ich studiert habe) die wohltuende Wirkung der Zwiebel beobachtet hatte, wurde diese Entdeckung in einem Artikel in der Fachzeitschrift *European Journal of Nutrition* veröffentlicht. Wer 80 Gramm rohe Zwiebeln in der Woche verzehrt, kann damit sein Infarktrisiko um bis zu 20 Prozent senken. Dies erklärt sich dadurch, dass sowohl die roten als auch die weißen Sorten schwefelhaltige Substanzen mit antithrombotischer Wirkung enthalten, also die Bildung von Blutgerinnseln verhindern. Somit halten wir uns (mit unserem Mundgeruch) nicht nur unsere Mitmenschen, sondern (mit den schwefelhaltigen Substanzen) auch Herz-Kreislauf-Erkrankungen vom Leib ...

Das US-Landwirtschaftsministerium hat den sogenannten ORAC-Wert entwickelt. »ORAC« steht für *oxygen radical absorbance capacity*; diese Kenngröße ermöglicht es also, die antioxidative Kapazität eines Nahrungsmittels zu bestimmen. Als optimal gilt eine Aufnahme von etwa 4500 bis 5000 ORAC-Einheiten am Tag. Kurz gesagt, wenn Sie täglich 5000 ORAC-Einheiten zuführen, bleiben Sie länger jung und verlangsamen die Alterung Ihrer Zellen.

Hier die ORAC-Werte für je 100 Gramm ausgewählter »verzehrfertiger« Nahrungsmittel:

– Pflaumen: 5700
– Trauben und Heidelbeeren: 2600

- Brombeeren: 2000
- Himbeeren und Orangen: 1200
- Kohl: 1800
- Spinat: 1300
- Brokkoli und Zucchini: 850
- Zwiebeln: 450

Dieses Buch soll Ihre Neugier auf die Eigenschaften auch der alltäglichsten und gebräuchlichsten Nahrungsmittel wecken und Sie ausreichend darüber informieren. Als Allan Bay mir dieses Projekt vorschlug, habe ich mich zunächst gefragt, wie ich einerseits die vielen Informationen ordnen und andererseits schwarz auf weiß die Leidenschaft für ein Faszinosum zum Ausdruck bringen kann, das zugleich tägliche Notwendigkeit ist.

Ich habe also zunächst mit den Fakten begonnen, die mir bereits geläufig waren, und versucht, möglichst viele wesentliche, »nützliche« Informationen zu sammeln. Anschließend habe ich all dies mit den neuesten Forschungsergebnissen verglichen, die uns vor allem das effektivste Kommunikationsmittel unserer Zeit zugänglich macht: das Internet. Ich habe Texte gelesen, Nährwerttabellen analysiert und recherchiert, wie sich unser Wissen im Laufe der Jahre geändert bzw. erweitert hat.

Dann habe ich mir ein »Menü« ausgedacht, in das ausschließlich Nahrungsmittel mit positiven Eigenschaften Aufnahme fanden. Daraus hat sich dann auf natürliche Weise die Reihenfolge der Kapitel ergeben: von den wichtigsten Mineralstoffen und Vitaminen über die edelsten Antioxidanzien bis hin zu den nützlichsten Obstsorten, die vielleicht eher selten auf unseren Tisch kommen, aber sicher wichtige wohltuende Aspekte aufweisen.

Und jetzt halten Sie dieses Experiment kulinarischer Literatur in Ihren Händen. Ich hoffe, es trägt zu einem besseren Verständnis der Nahrungsmittel bei, die bereits mehr oder weniger regelmäßig auf Ihrer Speisekarte stehen. Es will aber auch Ihr Interesse wecken für diejenigen Geschenke der Natur, die sich Ihrer Gesundheit zuliebe dort befinden sollten, denen Sie aber bisher skeptisch gegenüberstanden oder von deren segensreicher Wirkung Sie vielleicht noch nichts wussten.

Hier kann man leicht Abhilfe schaffen: Fangen wir an, offener gegenüber natürlichen Nahrungsmitteln zu sein, die wir bisher nicht beachtet haben, lesen wir etwas über ihre gesundheitsfördernden Eigenschaften, schauen wir beim Einkauf grundsätzlich auf die Etiketten, denken wir über Herkunft sowie Farb- und Konservierungsstoffe nach und lernen wir allgemein, besser zu beobachten ...

Und für die Praxis finden Sie in fast jedem Kapitel eine kleine Auswahl an Rezepten, die besonders gut gelingen. Es sind leicht nachzukochende, dennoch köstliche Gerichte, auf die ich in einschlägigen Zeitschriften oder Kochbüchern gestoßen bin oder die mir von renommierten Experten empfohlen wurden. Ich habe sie nach meinem Geschmack und mit »gezielt ausgewählten« Zutaten ein wenig modifiziert, sodass Sie gleich einsteigen und die Theorie unmittelbar zur Anwendung bringen können!

Einige wichtige Vorbemerkungen

Berücksichtigen Sie im Großen und Ganzen den durchschnittlichen Tagesbedarf an verschiedenen Vitaminen und Mineralstoffen sowie die Hinweise in diesem Buch, wird es Ihnen nicht schwerfallen, sich ausgewogen und gesund zu ernähren. Dabei wird es kaum schädlich sein, wenn Sie die eine oder andere Portion an möglichst unbehandeltem Obst und Gemüse »zu viel« zu sich nehmen. (In der Übersicht finden Sie zunächst die Informationen zum durchschnittlichen Tagesbedarf.)

Der Tagesbedarf an Vitaminen und Mineralstoffen

Calcium	0,8–1,2 g
Phosphor	0,8–1,2 g
Natrium	0,6–3,5 g
Kalium	3 g
Magnesium	150–500 mg
Eisen	15 mg
Jod	150 µg
Vitamin A	700 µg
Vitamin B_1	1,2 mg
Vitamin B_2	1,6 mg
Vitamin B_3 (PP)	16 mg
Vitamin B_5	3–12 mg
Vitamin B_6	1,5 mg
Vitamin B_8	15–100 µg
Vitamin B_9 (Folsäure)	200 µg
Vitamin B_{12}	2 µg
Vitamin C	60 mg
Vitamin D	0–15 µg
Vitamin E	8 mg
Vitamin K	50–70 µg

Wir müssen allerdings nicht jederzeit eine Feinwaage zur Hand haben, denn dadurch würde das Essen von einer gesunden zu einer zwanghaften Angelegenheit. Vergegenwärtigen wir uns stattdessen ganz allgemein, dass von einigen Nahrungsmitteln bereits 100 Gramm genügen, um den Tagesbedarf an verschiedenen Mineralstoffen und Vitaminen zu decken. So liefern zum Beispiel:

- 100 Gramm Fenchel: 331 Milligramm Natrium und 784 Milligramm Kalium
- 100 Gramm Spinat: 662 Milligramm Kalium und 3 Milligramm Eisen
- 100 Gramm getrocknete Bohnen: 1478 Milligramm Kalium, 160 Milligramm Magnesium, 9 Milligramm Eisen und 464 Milligramm Phosphor
- 100 Gramm Paprika: (roh) 151 Milligramm Vitamin C
- 100 Gramm Blumenkohl: 60 Milligramm Vitamin C

Dem Istituto Nationale della Nutrizione zufolge liegt die empfohlene Menge pflanzlicher Nahrungsmittel, die man zur Deckung des Bedarfs im Laufe des Tages zu sich nehmen sollte, bei 250 Gramm Gemüse und 150 Gramm Obst. Es handelt sich dabei um das Gewicht der rohen und von Schalen und Kernen befreiten Lebensmittel.

Es ist grundsätzlich wichtig, Nahrungsmittel zu verzehren, die reich an den Vitaminen A, C, E, an Flavonoiden und an Mineralstoffen wie Selen sind, das vor freien Radikalen schützt und hilft, Haut und Fingernägel gesund zu halten. Dank neuester Studien und Erkenntnisse gilt es sogar als unabdingbar, den eigenen Speiseplan um Lebensmittel zu erweitern, die reich an alterungshemmenden Substanzen sind: In der Tat kann eine antioxidative Ernährung freie Radikale bekämpfen. Freie Radikale sind zellschädigende Moleküle, die infolge von Strahlung, Umweltverschmutzung, UV-Strahlung oder Zigarettenrauch entstehen.

Dafür müssen Sie lediglich einige Hinweise befolgen: Verzehren Sie regelmäßig Hülsenfrüchte und Vollkorngetreide. Essen Sie mindestens drei Portionen Fisch und zwei Portionen Milchprodukte in der Woche. Genießen Sie so viel Saisongemüse, wie Sie möchten (es kann gern mal etwas mehr sein), sowie der Jahreszeit entsprechendes Obst, das reich an Antioxidanzien ist. Und achten Sie – wie ich bereits sagte – auf körperliche Bewegung.

Um den optimalen Nutzen aus dem verzehrten Gemüse zu ziehen, sollten wir es nach Möglichkeit dampfgaren. Bei dieser Garmethode beschränkt sich der Verlust an Antioxidantien auf 20 Prozent, verglichen mit 70 Prozent, wenn wir das Gemüse in Wasser kochen.

Wir sollten unsere Gerichte durch die Verwendung von Kräutern bereichern. Wie »gut« diese Pflänzchen nicht nur für den Geschmack, sondern auch im Hinblick auf die Gesundheit sind, beschreibe ich in diesem Buch. Also greifen wir ruhig zu! Schon kleine Portionen liefern eine beachtliche Menge an Antioxidanzien. Meiden wir Butter und Margarine und verwenden wir stattdessen natives Olivenöl extra, Lein- und Sesamöl. Die Vielfalt des Angebots ist wirklich überwältigend. Nutzen wir es! Die im Öl enthaltenen Phenole haben eine stark antioxidative Wirkung. Darüber hinaus sollten wir versuchen, das Öl nicht zu erhitzen oder es zumindest erst möglichst am Ende des Zubereitungsvorgangs einzusetzen.

Und wie steht es mit fettem Fisch? Fisch versorgt uns nicht nur mit Proteinen, sondern schützt dank der enthaltenen ungesättigten Omega-n-Fettsäuren auch unser Herz und unsere Arterien. Omega-3- und Omega-6-Fettsäuren senken die Triglyceridwerte, halten den arteriellen Blutdruck unter Kontrolle und schützen das Herz-Kreislauf-System. Wir sollten den Fisch also nicht vergessen ...

Wünschen Sie Beispiele für die Zusammenstellung der Speisen? Der »Küchenforscher« hat zehn Menüvorschläge für Sie:

1. Nudelsalat mit Tomatenwürfelchen und Oregano, gedämpfter Goldbrasse und gedämpften Zucchini
2. Kräuterlachs in Pergamentpapier mit gedämpften Kartoffeln und gedämpftem Spargel
3. Naturreis mit Olivenöl, Schnittlauch, gegrillten Paprika und Zucchini
4. Mus aus gemischten Hülsenfrüchten: Linsen, Bohnen und Kichererbsen
5. Vollkornnudeln mit Rucola, frischen Pilzen, Grana-Padano-Spänen und einem Dressing aus Essig und Öl
6. Orecchiette mit Stängelkohl und Möhren-Fenchel-Rohkost mit gemischten Sprossen
7. Minestrone mit Nudeln und einem schönen Insalata Caprese mit gegrillten Paprika
8. Basmatireis mit gedämpftem Gemüse (Blumenkohl, Karotten, Wirsing), abgerundet mit Sojasoße und Sonnenblumenkernen, Vollkornbrot
9. Quinoa mit Mandeln, Rucola und Kresse
10. Pasta mit Gemüsesoße und gedämpften Broccoletti

Dieses Buch ist nach »Familien« von Nahrungsmitteln gegliedert, die einige gesunde und »funktionale« Gemeinsamkeiten haben. Es enthält zudem Empfehlungen zu ihrer Verwendung in der Küche sowie je ein Lebensmittel- und ein Nutrazeutikaregister. Doch davor habe ich alle Informationen über Vitamine, Mikronährstoffe und chemische Substanzen, die im Hinblick auf dieses Buch nützlich und interessant sein könnten, zum Nachschlagen in einem Glossar zusammengefasst. In dem Abschnitt mit dem Titel »Zum tieferen Verständnis« werden regelmäßig wiederkehrende wissenschaftliche Begriffe erklärt.

Erlauben Sie mir, noch auf Folgendes hinzuweisen: Dieses Buch ist keinesfalls als Anleitung dazu gedacht, Krankheiten zu kurieren. Vielmehr soll es unsere Aufmerksamkeit darauf lenken, inwiefern uns Nahrungsmittel einen allgemeinen und natürlichen vorbeugenden Schutz gewähren können, und uns hier als Leitfaden dienen. Es ist nicht generell möglich, sich ausschließlich mit Hilfe der »richtigen« Ernährung zu heilen. Doch wenn man sich mit den Nahrungsmitteln auskennt, kann man sich sehr wohl auf natürliche Weise gegen viele – akute wie chronische – Krankheiten wappnen sowie Genesungsprozesse begünstigen. Unsere Nahrung hilft uns, gesund zu bleiben und uns besser zu fühlen. Wenn man angemessene Mengen einer traditionell mediterran orientierten Kost bevorzugt, die durch ballaststoffreiche, wohltuende und besonders gesunde neue Geschmackserlebnisse ergänzt wird, lassen sich Übergewicht, Herz-Kreislauf-Erkrankungen, Diabetes, Osteoporose und altersbedingte Erkrankungen in Schach halten.

Unsere Hausapotheke ist unser Tisch. Lassen Sie uns also anfangen und vor dem Einkauf einen Blick auf die Lebensmittel werfen, die für unser Wohlbefinden am wichtigsten sind …

1. Quinoa – ein Favorit im internationalen Calciumvergleich

Die Quinoapflanze gehört zur gleichen Familie wie der Spinat (den Fuchsschwanzgewächsen oder Amaranthaceae) und ist in Südamerika weit verbreitet, wo sie bereits seit der Zeit der Inkas und Azteken verwendet wird.

Ihre Samen sind klein und hirseähnlich, aber flacher. Sie bestehen zu etwa 60 Prozent aus Kohlenhydraten und zu 11 Prozent aus Proteinen hoher biologischer Wertigkeit, die sogar mit dem Eiweiß der Milchprodukte vergleichbar sind.

Quinoa enthält kein Gluten und ist deshalb auch für Menschen geeignet, die an Zöliakie leiden.

Quinoasamen sind gute Phosphor-, Kalium- und Manganlieferanten. Sie enthalten viele Aminosäuren, vor allem Lysin, Methionin, Cystein, Tyrosin und Phenylalanin, die in deutlich größeren Mengen als in anderen Getreidesorten wie etwa in Weizen und Reis vorhanden sind. (Quinoa ist streng genommen kein Getreide, sondern gehört zu den sogenannten Pseudozerealien.) Darüber hinaus werden sie in jüngster Zeit im Rahmen einer Ernährung zur Vorbeugung von Arteriosklerose und einem zu hohen Cholesterinspiegel ernsthaft in Betracht gezogen. Dieses Interesse haben sie ihrem enorm hohen Anteil an ungesättigten Fettsäuren (sie machen zwei Drittel der in den Samen enthaltenen Öle aus) sowie einem hohen Linolsäuregehalt zu verdanken, der bei ungefähr 40 Prozent der Fettsäuren liegt. In dieser Hinsicht sind ihre Werte zweifellos mit denen des Leinöls vergleichbar.

Sie enthalten nicht zuletzt zahlreiche Mineralstoffe und Vitamine – vor allem die Mineralstoffe Calcium, Mangan, Phosphor, Zink und Eisen sowie Vitamine der B-Gruppe und Vitamin C.

Um zu erklären, wie gut diese Pflanze im Hinblick auf die Ernährung für uns ist, können wir uns auch einer hochwissenschaftlichen Terminologie bedienen und sagen, dass Lysin zu den essenziellen Aminosäuren gehört und über eine Aminogruppe in der Seitenkette verfügt, was ihr ein basisches Verhalten verleiht. In seiner mit Hilfe von Vitamin C hydroxylierten Form ist es an der Kollagenbildung beteiligt und bildet zusammen mit Methionin eine Vorstufe von Carnitin. Für seine Wirkung bedeutet dies, dass Lysin im Organismus die Bildung von Antikörpern, Hormonen (wie etwa dem Wachstumshormon) und Enzymen unterstützt. Ferner wird es für die Entwicklung sowie die Einlagerung von Calcium in die Knochen benötigt. Es erfüllt eine bedeutende Funktion als Vorstufe eines wichtigen Vitamins namens Niacin, Vitamin B_3 oder PP (Vorstufen oder Vorläufer sind Substanzen, aus denen durch spezielle chemische Reaktionen neue Verbindungen hervorgebracht werden, in die sie eingehen).

Quinoa ist genau wie die Sojabohne und wie bestimmte Getreidesorten ein vollständiges und wertvolles Nahrungsmittel, das bereits Eingang in die Gerichte vieler Familien gefunden hat. Leider ist es außerhalb der sogenannten »Bioläden« nicht allzu leicht und auf jeden Fall nicht unbedingt preisgünstig zu finden.

Eine Freundin der Quinoasamen ist ebendie Sojabohne. Sie gehört wie Bohnen, Kichererbsen oder Linsen zur Familie der Fabaceae oder Leguminosae, ist aber asiatischen Ursprungs und erheblich leichter verdaulich, enthält mehr Protein und mehr Calcium und verursacht weniger Blähungsprobleme als die anderen Hülsenfrüchte.

Ihre biologische Wertigkeit (also ihr Gehalt an essenziellen Aminosäuren) reicht zwar keineswegs an die von Fleisch, Eiern oder Milch heran. In der Kombination mit Getreideprodukten wie Nudeln oder Brot kommt sie der Qualität der im Fleisch enthaltenen Proteine allerdings sehr nahe. Zum Ausgleich dazu besteht das in der Sojabohne enthaltene Öl hauptsächlich aus einfach und mehrfach ungesättigten Fettsäuren (sie sind leichter verdaulich, können das Blut verdünnen und den Cholesterinspiegel senken), anders als die im Fleisch enthaltenen Fette, die sich hauptsächlich aus gesättigten Fettsäuren zusammensetzen.

Sojabohnen enthalten 257 Milligramm Calcium pro 100 Gramm des verzehrten Produktes: Sie sind die calciumreichsten Hülsenfrüchte, die wir kennen! 100 Gramm Sojabohnen liefern mehr Calcium als 100 Milliliter Milch, die nur 119 Milligramm enthalten. Dies macht sie zu einer guten Alternative zur Milch, was immer mehr Menschen zu schätzen wissen.

Die Sojabohne hat einen sehr niedrigen glykämischen Index (der angibt, wie schnell der Blutzuckerspiegel oder Glucoseanteil des Blutes nach dem Verzehr eines bestimmten Nahrungsmittels steigt). Aus diesem Grund wird sie sowohl Diabetikern als auch allen Menschen empfohlen, die sich vor Krankheiten schützen möchten, welche offenbar in Zusammenhang mit einem hohen Spiegel an Sexualhormonen stehen.

Sehen wir uns den Grund dafür an. Lebensmittel mit einem hohen glykämischen Index lassen den Blutzuckerspiegel rasch ansteigen. Dadurch wird vermehrt Insulin ausgeschüttet, was wiederum die Menge der vorhandenen Wachstumsfaktoren erhöht, die den Großteil aller Tumoren verursachen.

Insulin ist ein anaboles Hormon, das von der Bauchspeicheldrüse hergestellt und nach jeder Mahlzeit ausgeschüttet wird, um den Transport der Makronährstoffe (Kohlenhydrate, Proteine und Fette) in die Zellen zu unterstützen. Es sorgt zudem für einen Anstieg der Sexualhormone (der Androgene und Östrogene) und des IGF-1 (eines insulinähnlichen Wachstumsfaktors). Große Mengen dieser Faktoren im Blut werden mit einem erhöhten Risiko für Entstehung, Fortschreiten und Wiederauftreten von Brustkrebs und hormonabhängigen Tumoren in Zusammenhang gebracht. Darüber hinaus begünstigen Insulinspitzen Übergewicht, da der Blutzuckerspiegel im Anschluss zu stark sinkt und wir dadurch »gezwungen« sind, noch mehr zu essen. Um den Insulin- und IGF-1-Spiegel niedrig zu halten, sollte man also von Zeit zu Zeit ein wenig Soja verzehren.

Festzuhalten ist: Die Sojabohne hat einen glykämischen Index von 20, Linsen und Bohnen von 40, Reis von 125, gekochter Kürbis und gekochte Kartoffeln von 104, Zucker von 90.

Ein paar Absätze weiter oben haben wir von der Kuhmilch gesprochen: Auch dazu sind Sojadrinks eine gute Alternative ... und das ist noch längst nicht alles! Zum Glück sind die verschiedenen Pflanzendrinks auch in normalen Supermärkten problemlos erhältlich. Es sind diverse Marken im Handel, die sich allerdings im Geschmack und in der Anreicherung mit den verschiedenen Nährstoffen (Calcium, Phosphor ...) unterscheiden. Man sollte allerdings ein Auge auf die Öle haben, mit denen die Pflanzendrinks häufig angereichert werden, um sie schmackhafter zu machen. Es empfiehlt sich daher, die Nährwertangaben aufmerksam zu lesen, damit man nicht auf den Arm genommen wird!

Alle Pflanzendrinks lassen sich auch mühelos zu Hause herstellen, man darf nur nichts überstürzen (was beim Kochen im Übrigen fast immer gilt). Falls es nötig sein sollte, sie aufzubewahren, kann man sie in den Kühlschrank stellen und vor Gebrauch aufschütteln.

Die verschiedenen Pflanzendrinks sind cholesterin-, laktose- und caseinfrei. Man kann sie daher auch bei Problemen mit Laktoseintoleranz, Allergien – vor allem gegen Casein –, häufigen Atemwegsinfektionen und vorhandenen Risikofaktoren für Arteriosklerose verzehren, da keine tierischen Fette (wie sie in der Kuhmilch vorkommen) enthalten sind.

Warum ist Calcium so wichtig für unsere Gesundheit?

Calcium ist der Mineralstoff, der in den größten Mengen im Körper vorhanden ist: Ein Erwachsener besitzt ungefähr 1200 Gramm davon (er sollte es zumindest!). 99 Prozent stecken im Skelett (in den Knochen) und in den Zähnen, das übrige Prozent im Weichteilgewebe und in den extrazellulären Flüssigkeiten.

Es ist an der Anspannung und Entspannung der Muskeln, der Übertragung von Nervenimpulsen, der Blutgerinnung, der Regulierung des Blutdrucks und der Immunabwehr beteiligt. Die tägliche Calciumzufuhr beim Erwachsenen sollte 800 bis 1000 Milligramm beim Mann und 1200 bis 1500 Milligramm bei der Frau betragen. Bei älteren Menschen kann Calcium nachweislich Osteoporose vorbeugen, es wird bei Magnesiumvergiftungen als Gegenmittel eingesetzt und unterstützt das normale Wachstum sowie die normale Entwicklung des Kindes, indem es die Bildung von Knochen und Zähnen fördert. Überdies kann es die Magensäure neutralisieren.

Patienten mit Calciummangel geben der Osteoporose die Schuld an häufigen Frakturen der Wirbelsäule sowie anderer Knochen, einer Abnahme der Körpergröße, Schmerzen im Bereich der Lendenwirbelsäule, Muskelkontraktionen und Krämpfen. Sofern kein hormonelles Ungleichgewicht vorliegt, wird ein Überschuss an Calcium für gewöhnlich auf normalem Wege ausgeschieden.

Für den Erhalt der Calciumhomöostase[1] sorgen calciumregulierende Hormone: Calcitonin (senkt die Calciumkonzentration im Blut), Parathormon (erhöht die Calciumkonzentration im Blut) sowie Vitamin D_3 (sorgt für die Aufnahme dieses Mengenelements im Darm).

Calcium ist in folgenden Nahrungsmitteln enthalten: Milch und Milchprodukten, Sojabohnen und Sojaprodukten, Hülsenfrüchten, dunkelgrünem Blattgemüse, Brokkoli und Stängelkohl, Lauch, Fenchel, Ölsamen und Ölfrüchten wie Sesam und Mandeln.

Wer seine Gerichte mit reichlich Schnittlauch, Kerbel, Kresse, Petersilie und Salbei würzt, verleiht ihnen nicht nur mehr Geschmack, sondern tut auch noch etwas für seine Gesundheit: Wir haben es hier durchweg mit calciumreichen »Geschmacksträgern« zu tun! Man bedenke nur, dass 100 Gramm Salbei gut 600 Milligramm davon liefern. Auch calciumreiches Mineralwasser wie etwa das stille Acqua Sangemini

---

1 Unter »Homöostase« versteht man die Fähigkeit des Körpers, ein stabiles inneres Gleichgewicht zu bewahren – dank des Zusammenspiels von Regulations- und Gegenregulationsprozessen, die immer dann einsetzen, wenn sich die äußeren Bedingungen verändern.

zeichnet sich durch einen hohen Gehalt an diesem Mineralstoff aus: Es enthält gut 333 Milligramm pro Liter.

Meine Empfehlungen für Ihre Küche

Doch kommen wir nun wieder auf Quinoa zurück. Hier folgen zwei einfache Vorschläge, wie man dieses herrlich vollwertige Nahrungsmittel verwenden kann. Sie sind unmittelbar meinen kulinarischen Notizen entnommen.

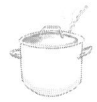 ### Quinoa-Crêpes mit Kräutern

100 g Quinoakörner
Salz
280 g weißes Mehl
100 g Quinoamehl
280 ml Haferdrink
80 g Eiweiß
natives Olivenöl extra
200 g Kräuter, gedämpft und gut ausgedrückt
Paprika
100 g geriebener Grana Padano

Quinoakörner in kochendem Salzwasser garen (die Kochzeit ist auf der Verpackung angegeben) und gut abtropfen lassen. Beide Mehlsorten mit dem Haferdrink, dem Eiweiß und 1 Prise Salz zu einem glatten Teig verrühren. In einer antihaftbeschichteten Pfanne ein Dutzend dünne Crêpes braten.

Nun zur Füllung: In einer Pfanne auf dem Herd die gedämpften Kräuter mit Salz, Paprika und dem geriebenen Grana Padano mischen. Erst jetzt die gegarten Quinoakörner dazugeben. Die Crêpes mit der Mischung füllen, in eine Auflaufform geben und etwa 5 Minuten bei 180 Grad Celsius im Ofen überbacken.

Vegetarische Quinoabällchen

Dieses Rezept habe ich in einem Kochkurs für gesunde Ernährung kennengelernt und ein wenig abgewandelt.

300 g Quinoakörner
Salz
100 g kleingewürfelte Zucchini
100 g kleingewürfelte Karotten
100 ml natives Olivenöl extra
2 EL Sojasoße
Pfeffer
1 TL Koriander
1 kleine Handvoll gehackte Petersilie

Quinoakörner in kochendem Salzwasser garen (die Kochzeit ist auf der Verpackung angegeben), gut abtropfen lassen und im Mixer pürieren. Dadurch verringert sich die Größe der Quinoakörner, was die Verarbeitung erleichtert.

Zucchini- und Karottenwürfelchen blanchieren und mit Olivenöl und Sojasoße kurz in der Pfanne schwenken. Salzen und pfeffern. Koriander und Petersilie hinzugeben. Das Gemüse unter die pürierten Quinoakörner mengen und aus der Masse mit den Händen kleine Bällchen formen. Die Bällchen sollten nicht zu groß sein, da sie sonst bei der Verarbeitung zerfallen. Sie sollten einen Durchmesser von etwa 5 Zentimeter haben.

Mit Olivenöl bestreichen, in eine Auflaufform setzen und bei 200 Grad Celsius etwa 20 Minuten im Ofen backen. Lauwarm oder kalt sind sie besonders köstlich!

2. Ein hochkonzentrierter Start ins Leben – Sprossengemüse in der Ernährung

Was tun unsere Augen, wenn es nach dem kalten Winter wieder Frühling wird? Sie halten Ausschau nach jedem Spross, den die Natur uns schenkt. Schösslinge stehen für neues Leben, und neues Leben steht für ein Konzentrat an Wohlbefinden! Sprossen – so winzig und doch so bedeutend – sind zweifellos einer der Grundbausteine in der Rohkosternährung. Dabei handelt es sich um eine besondere Ernährungsform, die heute sehr in Mode ist und nicht nur unter ernährungsphysiologischen Gesichtspunkten, sondern auch im Hinblick auf Sensorik und Ästhetik in der Küche und auf unseren Tellern Interessantes zu bieten hat.

Ich möchte Sie in diesem Kapitel dazu anregen, Sprossen in Ihre Ernährung einzubeziehen. Vielleicht wagen Sie ja sogar den Versuch, sie zu Hause zu ziehen – abgesehen von den Samen brauchen Sie dazu im Prinzip nur Wasser.

Diese Pflänzchen befinden sich voll im Wachstum und sind ein Konzentrat aus Vitaminen, Enzymen, Mineralstoffen und Proteinen. Sie wurden und werden auch heute noch vor allem in Asien verzehrt. Die zunehmende Aufgeschlossenheit gegenüber den Traditionen und Gepflogenheiten der gesunden asiatischen Küche hat jedoch längst dafür gesorgt, dass auch die westliche Welt diese »Naturschätze« entdeckt hat, die wir frisch, in Öl, in Essig oder einfach in Salzwasser eingelegt kaufen können.

Was aber sind Sprossen genau? Es sind Pflanzensamen, die sich entwickeln, um zu echten Pflanzen heranzuwachsen. Der wichtigste Faktor für den Beginn der Keimung ist das Wasser. Sobald der trockene Same einer Pflanze mit Wasserdampf, Feuchtigkeit oder reinem Wasser in Berührung kommt, beginnt das Korn, »zu neuem Leben zu erwachen«. Damit die (trockenen) Samen keimen, muss man sie zunächst über Nacht einweichen. So kann das trockene Korn eine größere Menge Wasser aufnehmen, um später normal und unbeschadet wachsen zu können. Das wäre nicht der Fall, wenn man die Samen nur anfeuchtete, da sie auf diese Weise nicht ausreichend Wasser bekämen.

Ist bei der Feuchtigkeit für das richtige Gleichgewicht gesorgt, beginnen die entscheidenden Sekundärprozesse, damit das Korn Nährstoffreserven oder Substanzen aktivieren kann, die das Pflänzchen in seiner Entwicklung unterstützen. Wie beim Menschen finden auch im Korn Transformationsprozesse statt. Lassen Sie uns in diesem Zusammenhang auch gleich von »Kohlenhydraten« und »Fetten« sprechen: Das Wasser aktiviert Enzyme. Sie spalten die im Samen enthaltene Stärke und die Fette und wandeln sie in Einfachzucker um. Aber damit ist noch lange nicht Schluss: In den Sprossen finden wir auch Fettsäuren, Proteine und viele andere für das Wachstum der künftigen Pflanze unentbehrliche Stoffe wie Magnesium, Kalium, Eisen, Phosphor, Calcium und so weiter.

Kommen wir jetzt zu den Vitaminen: Der Vitamingehalt der Sprossen ist deutlich höher als derjenige der erwachsenen

Pflanze. Im Allgemeinen liegt er 50 bis 100 Prozent, manchmal aber deutlich weiter darüber. Diese Vitamine sind organisch, lebendig und können vom Körper besonders leicht und schnell aufgenommen werden. Und die Vielfalt der in den verschiedenen Sprossen enthaltenen Vitamine und Mineralstoffe ist wirklich enorm.

Sprossen sind zudem reich an essenziellen Aminosäuren, die zum reibungslosen Ablauf aller biologischen Prozesse im Körper beitragen. In einer Portion dieser kleinen und immer frischen Pflänzchen finden wir auch eine beträchtliche Menge Omega-3- und Omega-6-Fettsäuren, die sich zwar nicht mit der in einem Esslöffel Leinöl messen kann, aber dennoch von Bedeutung ist.

In der Phase der Keimung sind die Sprossen in ständiger Unruhe (wie aufsässige Kleinkinder) und produzieren zahlreiche Stoffe, die anerkanntermaßen vor Krebs und freien Radikalen schützen sowie den Cholesterin- und den Blutzuckerspiegel senken.

Nach und nach verliert der Same fast alle seine speziellen Eigenschaften, um zu einer echten Pflanze mit Wurzeln und ersten kleinen Blättchen heranzuwachsen.

Auch die Sonne spielt eine wesentliche Rolle: Ihrem Licht ausgesetzte Sprossen unterscheiden sich in sensorischer Hinsicht vollkommen von solchen, die im Dunkeln gewachsen sind. Es empfiehlt sich, die Sprossen wenigstens zwölf Stunden vor dem Verzehr ans Licht zu stellen, um das Chlorophyll – also das Blattgrün – mit seinen zahlreichen wohltuenden Eigenschaften zu aktivieren.

Sprossengemüse werden vornehmlich roh verzehrt, da wie bei den meisten Gemüsesorten beim Kochen ein großer Prozentsatz ihrer Vitamine, Proteine und Mineralstoffe verlorengeht.

Die enthaltenen Mineralstoffe werden gut vom Körper aufgenommen, da sie an die Aminosäuren gebunden werden. Es kommt also zu einer chemischen Reaktion, bei der ein sehr stabiler Komplex entsteht und in deren Verlauf das Atom eines bestimmten Mineralstoffs vom Chelator »in die Zange genommen« wird, als befände es sich zwischen den Scheren eines Krebses (»Krebsschere« heißt auf Griechisch *chelé*). Chelatkomplexe sind offenbar deshalb so stabil, weil das sogenannte Zentralatom mehrfach, also von beiden Zacken der »Schere« gebunden wird.

Jede Sprossenart hat bestimmte Eigenschaften und Vorzüge – und natürlich einen charakteristischen Geschmack: Knoblauchsprossen sind zweifellos kräftiger als Alfalfasprossen. Wir sollten allerdings bedenken, dass nicht alle Sprossen genießbar sind! Die Keimlinge der Nachtschattengewächse sind giftig und haben einen hohen Gehalt an verschiedenen psychoaktiven Alkaloidverbindungen. Zu den am weitesten verbreiteten und bekanntesten Pflanzen dieser Familie gehören Kartoffeln, Auberginen, Tomaten, Paprika- und Chilischoten. Sie umfasst aber auch Pflanzen, die der Herstellung von Arzneimitteln dienen, wie zum Beispiel die schwarze Tollkirsche, aus der das Atropin gewonnen wird, sowie Giftpflanzen wie den Stechapfel, der wegen seiner betäubenden, beruhigenden und halluzinogenen Eigenschaften häufig als »Hexenkraut« bezeichnet wird. Auch eine Prüfung der Basilikumsprossen war wenig ersprießlich.

Es empfiehlt sich, nicht nur eine einzige Sprossenart ins Herz zu schließen, sondern zwischen verschiedenen Sorten abzuwechseln, um das volle Spektrum der Substanzen zur Verfügung zu haben, die für unseren Stoffwechsel unentbehrlich sind. Diese Empfehlung gilt selbstverständlich für alle Nahrungsmittel, nicht nur für Sprossen!

Für unser Immunsystem ist die richtige Ernährung wichtig, damit wir eine optimal starke und zuverlässige natürliche Abwehr entwickeln können. Im Rahmen einer ausgewogenen Ernährung mit viel frischem, echtem Gemüse kommt es folglich darauf an, dass wir auch die Sprossen verschiedener Pflanzen verzehren, zum Beispiel von Getreidekörnern und Hülsenfrüchten. Sprossen sind »Schatzkästchen« voller Nährstoffe und zeichnen sich durch die Bildung von Stoffen aus, die der Körper mühelos resorbieren kann. Aus diesem Grund sind gekeimte Getreidekörner und Hülsenfrüchte – sogar im rohen Zustand – erheblich besser verdaulich als die ursprünglichen Samen. Daher ist ihr Verzehr auch dann empfehlenswert, wenn man unter einer geschwächten Verdauung leidet.

Das Korn enthält zwei Hauptreservestoffe, die ihm das Wachstum ermöglichen: Stärke und Hemicellulose. Dabei handelt es sich um komplexe Kohlenhydrate, die größtenteils in Dextrine und Maltose aufgespalten werden. Diese einfacheren, süßlich schmeckenden Verbindungen verleihen den Sprossen ihr typisch delikates und leicht süßes Aroma. Einfach köstlich … Wenn Sie noch nie Sprossen gegessen haben, sollten Sie unbedingt welche probieren. Es ist ein Geschmackserlebnis, auf das Sie wahrscheinlich nicht mehr verzichten wollen!

Auch die im Korn enthaltenen Proteine erfahren eine Umwandlung. Sie werden von Enzymen »vorverdaut« und in Aminosäuren zerlegt, was eine schnellere Verdauung und Aufnahme ermöglicht.

In dieser Phase melden sich ebenso die sogenannten essenziellen Aminosäuren zum Appell, zudem erhöht sich der Anteil an Nukleinsäuren, Mineralstoffen und Spurenelementen – allen voran der des Eisens in seiner organisch gebundenen Form. In seiner anorganischen Form kann es nur schwer aufgenommen werden, da es Magen-Darm-Störungen verursacht.

Wie gesagt sind die Sprossen den erwachsenen Pflanzen im Hinblick auf die Vitamine haushoch überlegen. Der Vitamin-A-Gehalt liegt nach einer Keimzeit von 72 Stunden bei 370 Prozent! Das andere bedeutsame Vitamin ist B_{12}, auch »Cobalamin« genannt. Es erfüllt eine wesentliche Aufgabe im Stoffwechsel des Nervengewebes, das es in seiner Funktion unterstützt. Es ist an der Bildung der roten Blutkörperchen sowie der Verstoffwechselung von Proteinen, Kohlenhydraten und Fetten zur Energiegewinnung beteiligt und begünstigt dadurch eine normale körperliche Entwicklung. Darüber hinaus hat es offenbar appetitanregende Wirkung. Es findet sich in Nahrungsmitteln tierischen Ursprungs und ist in nur wenigen Pflanzen enthalten. Die Ausnahme sind Sprossen, Algen und Sonnenblumenkerne.

Der Eiweißgehalt einer Tasse Kichererbsen und eines Steaks ist praktisch gleich, von der Vielzahl der in den Kichererbsen enthaltenen Mineralstoffen und Vitaminen ganz zu schweigen. Leider haben sie nur wenig Vitamin B_{12} und C. Doch wenn wir sie zum Keimen bringen, ist ein deutlicher Anstieg dieser beiden Vitamine festzustellen.

Lassen wir nun einmal die wichtigsten genießbaren Sprossen mit einigen Informationen zu Nährstoffgehalt und Sensorik Revue passieren.

Alfalfa- oder Luzernesprossen: Diese Sprossen werden als Salatbeigabe verwendet und sind anstelle eines Salatblatts auch im Sandwich ideal.

Sie sind neben den Sojasprossen am bekanntesten und werden am häufigsten verwendet. Ich will ihre fantastischen Eigenschaften mit ein paar zusätzlichen Zeilen schildern, da sie keinesfalls hinreichend beschrieben sind, wenn wir sagen, sie seien reich an Vitamin C, D, E, K sowie Mineralstoffen wie Calcium, Phosphor, Zink, Kupfer, Selen, Silicium und so fort.

Alfalfasprossen enthalten darüber hinaus sehr viel Coumestrol, das in seiner Struktur dem Estradiol ähnelt und östrogenähnliche Eigenschaften besitzt. Die Blättchen sind ein wichtiger kleiner Kuss von Coumestanen, Isoflavonen, Phenolsäuren – hormonähnlichen Substanzen, die auf natürliche Weise die Hormonproduktion des Körpers regulieren. Alfalfasprossen werden wegen ihres hohen Gehalts an lebenswichtigen Elementen, Vitaminen, Mineralstoffen, Aminosäuren und Spurenelementen geschätzt, die einen erschöpften Organismus revitalisieren, aber auch Fingernägel und Haare stärken.

Doch damit nicht genug! Alfalfa ist eine gute Quelle von Chlorophyll – die wichtigste auf kommerzieller Ebene. Wie sich gezeigt hat, spielt Alfalfa zusammen mit Gerste, Weizen und Spirulina, die ebenfalls über einen ordentlichen Chlorophyllanteil verfügen, eine bedeutende Rolle bei der Behandlung von Anämie, Hämorrhagien (Blutungen), Diabetes, Gastritis, Geschwüren, Darmstörungen, unangenehmem Mund- und Körpergeruch. Alfalfa vermag Giftstoffe aus dem Blut zu entfernen und es zu reinigen und stärkt damit den ganzen Körper. In der Ayurvedaliteratur wird *Medicago sativa herba cum flore* empfohlen, um das Blut zu reinigen und den Organismus zu entgiften.

Adzukibohnensprossen: Hier haben wir es mit den Keimlingen der ursprünglich aus Japan stammenden sogenannten roten Sojabohne zu tun. Die Sprossen sind rot und weisen eine leichte Schärfe auf. Sie passen ideal zu gegrillten Steaks oder zum Salat und werden häufig kurz in der Pfanne angeschwenkt.

Rote Mangoldsprossen: Sie sind reich an Vitamin B_{11} und B_{12}, Vitamin E, Chrom sowie Magnesium – sehr delikat und süß im Geschmack.

Brokkolisprossen: Sie erinnern entfernt an den köstlichen Geschmack von Brokkoli, was ja ziemlich offensichtlich ist, und sind in ihrer wohltuenden Wirkung unvergleichlich.

Knoblauchsprossen: Es dürfte unschwer zu erahnen sein, was für einen Geschmack diese Sprossen beim Verzehr im Mund entfalten, allerdings in einer zarteren Note. Sie eignen sich ideal für belegte Brötchen und Sandwiches, zum Aperitif, für Fischgerichte, und sie sind eine herrlich effektvolle Dekoration für Fingerfood!

Rotkohlsprossen: Sie haben keinen sehr süßen, dafür aber einen frischen Geschmack. Außerdem sind sie eine Augenweide und passen mit ihrer violetten Färbung hervorragend zu frischem und gebackenem Käse.

Kichererbsensprossen: Diese knackigen und geschmackvollen Sprossen haben ein kurzes Leben. Es empfiehlt sich, Kichererbsen unmittelbar nach dem Keimen zu genießen. Sie sind ideal, um roh verzehrt, mit nativem Olivenöl extra in der Pfanne geschwenkt oder in winterliche Suppen gegeben zu werden.

Sonnenblumenkernsprossen: Sie enthalten viel Vitamin C, E, Phosphor, Calcium sowie Phytosterine. Ihr delikater Geschmack erinnert an Öl und Walnüsse. Sie machen sich hervorragend im Salat, in Brot und herzhaftem Kleingebäck.

Koriandersprossen: Diese Sprossen schmecken köstlich und bewahren ihr Korianderaroma auch dann, wenn man sie leicht mit Zitrone aromatisiert.

Fenchelsprossen: Mit ihrem zarten Anisgeschmack sind sie eine Bereicherung für Brot und Knabbergebäck.

Getreidesprossen: Diese Vitamin-E-reichen Sprossen sind zum Frühstück in Joghurt oder auch in Honig eine Köstlichkeit, die man sich nicht entgehen lassen sollte! Manche bevorzugen sie leicht geröstet und gesalzen zum Salat oder als Beilage zu einem schönen Insalata Caprese.

Linsensprossen: Sie haben einen wirklich delikaten, leicht süßen Geschmack und sollten am besten roh verzehrt werden, um all die Nährstoffe zu würdigen, mit denen sie gesegnet sind. Sie werden aber auch gedämpft oder kurz in der Pfanne angebraten. Wie die Linsen selbst verfügen sie über beträchtliche Mengen an Eisen und sind reich an Vitamin B_1, B_2 und C.

Erbsensprossen: Erbsensprossen erinnern im Geschmack ein wenig an Spargel. Sie eignen sich ideal für Suppen. Probieren Sie unbedingt einmal ein Rezept mit einer der älteren Getreidesorten Einkorn, Emmer oder Dinkel, Pilzen und Erbsensprossen aus! Sie eignen sich aber auch für Salate und enthalten viele Phytoöstrogene.

Lauchsprossen: An der Seite der violetten Rotkohlsprösslinge wäre diesen leuchtend grünen Abkömmlingen die Anerkennung eines Kunstkritikers gewiss! Im Geschmack (der natürlich an Lauch, ja sogar den grünsten Teil des Lauchs erinnert) sind sie kräftig. Sie schmecken am besten zu streichfähigem Frischkäse, machen sich aber auch zum Fisch und im Salat hervorragend. Geben Sie eine Handvoll in den Brotteig und lassen Sie Ihren Gaumen davon verzaubern!

Rettichsprossen: Sie schmecken wie Rettich selbst kräftig, würzig und scharf. Ein ausgeprägtes, dominantes Aroma! Leider sind sie nicht leicht zu bekommen, doch wenn man sie irgendwo auftreiben kann, sollte man sie unbedingt probieren. Sie eignen sich am besten für Salate, Sandwiches oder zu Grillfleisch.

Bevor wir nun zu den Rezepten und zum Abschluss dieses Kapitels kommen, hier in Auszügen noch eine Meldung, die bestens zu unserem Thema passt:

Mit Brokkolisprossen gegen Gastritis, Magengeschwüre und -tumoren
Ihr Duft ist nicht gerade betörend, ihre Wirkung dagegen überzeugt: Wer zwei Monate lang täglich eine Portion Brokkolisprossen verzehrt, vermag offenbar eine Art Schutz gegen einen Keim aufzubauen, der Magenentzündungen, -geschwüre und sogar Magenkrebs verursachen kann. Dies enthüllt die neue Studie eines internationalen Forscherteams, das in Japan unter der Leitung von Jed Fahey von der medizinischen Fakultät der Johns Hopkins University (USA) tätig ist.

Der Baby-Brokkoli (die Brokkolisprossen), so erklären die Wissenschaftler in der Fachzeitschrift *Cancer Prevention Re-*

search, trage zur Kontrolle des Bakteriums *Helicobacter pylori (H. pylori)* bei. An der Studie in Japan nahmen fünfzig Personen teil. Die Forscher entdeckten, dass man nur zwei Monate lang etwa 70 Gramm Brokkolisprossen am Tag verzehren muss, um sich einen zusätzlichen Schutz zu verschaffen. Das Gemüse enthält Sulforaphan, das eine starke antibiotische Wirkung gegen diesen Mikroorganismus entfaltet. »Die Brokkolisprossen haben einen deutlich höheren Sulforaphangehalt als die ausgewachsene Pflanze«, erklärt Fahey.

Aus diesem Grund verabreichten die Wissenschaftler der Hälfte der Patienten täglich eine Portion Brokkolisprossen. Die anderen bekamen eine Portion Alfalfasprossen, die kein Sulforaphan enthalten. Bei den Probanden der ersten Gruppe sank der Spiegel eines der Marker für *H. pylori* im Stuhl (HpSA[2]) um 40 Prozent. Bei den Teilnehmern, die die Alfalfasprossen bekommen hatten, blieb er dagegen unverändert. Darüber hinaus sank er, acht Wochen nachdem die Versuchspersonen den Verzehr von Brokkolisprossen eingestellt hatten, erneut auf das Niveau, auf dem er sich vor Behandlungsbeginn befunden hatte.

»Ziel der Studie war es, ein Nahrungsmittel zu finden, das bei regelmäßigem Verzehr die Ursache vieler Magenprobleme bekämpfen und vielleicht sogar zur Vorbeugung von Magenkrebs beitragen kann«, präzisiert Fahey. Dem Experten zufolge zeigt die Studie, dass Brokkolisprossen *H. pylori* zwar unter Kontrolle halten, ihn aber nicht vernichten können.[3]

---

2 »HpSA« ist ein sogenanntes *H.-pylori*-Antigen und kann durch einen Stuhltest nachgewiesen werden: http://extranet.medical-tribune.de/volltext/PDF/2003/MT_Schweiz/37_mtch/MTCH_37_S24.pdf.
3 Quelle: www.adnkronos.com/Archivio/AdnSalute/2009/04/06/Alimentazione/SALUTE-BABY-BROCCOLI-SCUDO-PER-STOMACO-CONTRO-GERMI_131939.php

Meine Empfehlungen für Ihre Küche

Sprossen können Sie dem Salat beigeben, aber auch als Beilage zum Hauptgericht genießen. Und so mag ich sie persönlich am liebsten:

Scharf-würziger Supersalat

Aceto balsamico
natives Olivenöl extra
Petersilie
1 Knoblauchzehe
Salz
250 g grüner Radicchio
50 g Radieschen
100 g Rucola
50 g reifer, fester Ricotta
50 g durchgereifter Pecorino
150 g Sprossen, unter anderem Kresse-, Alfalfa-, Radieschen-, Senf-, Leinsamensprossen

Aus Aceto, Öl, gehackter Petersilie, feingehacktem Knoblauch und Salz eine sämige Salatsoße herstellen. Grünen Radicchio, Radieschen und Rucola kleinschneiden, den Käse darüberhobeln und zum Schluss die Sprossen dazugeben. Mit der fertigen Marinade anmachen.

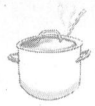 ## Fenchel-Carpaccio mit Thunfisch und Rucolasprossen

Das Fenchelcarpaccio mit Rucolasprossen ist sehr einfach und sieht spektakulär aus, wenn es erst einmal angerichtet ist.

Aceto balsamico
natives Olivenöl extra
1 Knoblauchzehe
Salz
250 g Fenchel
50 g Thunfisch in Öl, abgetropft
1 EL geröstete Kürbiskerne
150 g Rucolasprossen

Aus Aceto, Öl, kleingehacktem Knoblauch und Salz eine cremige Salatsoße zubereiten. Fenchel (am besten mit der Küchenmaschine) in feine Scheiben hobeln. Thunfisch gut abtropfen lassen.

Thunfischstücke, Kürbiskerne und Rucolasprossen auf dem Fenchelcarpaccio verteilen, bis der ganze Teller bedeckt ist. Das, was sich darunter verbirgt, soll eine Überraschung sein!

Mit der fertigen Marinade anmachen.

3. Segensreiche Meerestiefen

In Japan werden nicht weniger als 21 Arten essbare Algen verwendet. Bei uns sind vor allem sechs Sorten von Bedeutung. Algen gelten als ein wertvolles Nahrungsmittel, denn sie sind reich an Mineralstoffen wie Jod, Eisen, Calcium, Kalium, Phosphor, an Vitamin A und einigen B-Vitaminen. Wegen ihres hohen Gehalts an unlöslichen Ballaststoffen sollte man sie nur in kleinen Dosen verzehren, um Darmprobleme zu vermeiden.

Am häufigsten finden Grünalgen *(Ulva lactuca, Codium, Enteromorpha)*, Braunalgen *(Laminaria, Alaria, Mesogloia d.)*, Rotalgen *(Lithotamnium c., Rhodymenia palmata, Nereocystis, Suhria vittata, Chondrus, Gigartina)*, Blaualgen *(Spirulina m.)* und blaugrüne Algen *(Nostoc)* Verwendung.

Ihren Nährwert erhalten sie von folgenden Hauptbestandteilen: Kohlenhydraten (Pentosanen, Galactanen; 24 bis 60 Prozent), Proteinen (5 bis 70 Prozent), Fetten (0,05 bis 1,8 Prozent) und Mineralstoffen (3 bis 30 Prozent), die sich aus Natrium- und Kaliumsalzen zusammensetzen.

Vitamine und Mineralstoffe spielen eine wichtige Rolle: Der tägliche Verzehr von nur 100 Gramm essbaren Algen reicht aus, um den Tagesbedarf an Vitamin A, B_2, B_{12} und C sowie Natrium, Kalium, Calcium und Magnesium zu decken.

Viele Algen enthalten darüber hinaus Niacin, Pantothensäure, Vitamin D und Delta-Tocopherol.

An dieser Stelle sollte ich auch eine Studie erwähnen, der zufolge Algenextrakte das Wachstum von Krebszellen verlangsamen können. Kurz gesagt machen sie es möglich, dass ein im Wachstum befindlicher Tumor seine Ausmaße verringert.

Aufgrund ihrer kulturellen Prägung und natürlich ihrer Ernährungsgewohnheiten verzehren Japanerinnen häufig Algen und haben geringere Mengen weiblicher Hormone (Östrogene) im Blut als westliche Frauen. Dies schützt sie vor hormonabhängigen Tumoren wie Brust- und Gebärmutterkrebs.

Die bekanntesten und am häufigsten verwendeten Algen sind Wakame, Kombu, Arame, Hijiki, Nori und Spirulina.

Die *Wakame-Alge* ist wegen ihrer gesundheitsförderlichen Eigenschaften von großem Interesse. Sie enthält in der Tat ausnehmend viel Calcium, B-Vitamine, Vitamin C, Magnesium und Eisen. Sie eignet sich besonders für Vegetarier, um Eisenmangelanämien vorzubeugen sowie Osteoporose zu bekämpfen, und empfiehlt sich im Allgemeinen, um Haut, Haare und Nägel gesund zu erhalten. Sie hat ferner eine hervorragende Entgiftungswirkung, da sie dem Körper hilft, sich von Umweltschadstoffen zu befreien.

Die Alge enthält eine weitere wertvolle Substanz: das Fucoxanthin. Wie sich gezeigt hat, kann dieses natürliche Molekül den Abbau überschüssigen Körperfetts begünstigen. Fucoxanthin spielt eine wesentliche Rolle, da es die Schilddrüsenfunktion anregt und den Grundumsatz erhöht. Die Alge hat auch einen hohen Gehalt an Alginsäure. Dieses Polysaccharid erhöht das Volumen des Mageninhalts, regt dadurch das Sättigungsgefühl an und hat zudem eine leicht abführende Wirkung.

Die Japaner kennen *Agar-Agar* in erster Linie unter der Bezeichnung »Kanten«. Es wird aus einigen Rotalgenarten hergestellt, am verbreitetsten sind Lamour *(Gelidium amansii)* und Gracilaria *(Gracilaria verrucosa)*. Die Anwendung ist sehr einfach: 8 bis 10 Gramm Agar-Agar auf 1 Liter Flüssigkeit geben, 15 Minuten bei niedriger Hitze köcheln lassen, über das vorbereitete Geliergut gießen, abkühlen lassen. Ich verwende dieses Geliermittel, um eine wirklich einmalige »Panna cotta« zuzubereiten. Das Rezept habe ich von meinem guten Freund Simone ... Sie brauchen: 1,6 Liter Sojadrink statt der üblichen Sahne *(panna)*, 140 Gramm Vollrohrzucker, ungefähr 7,5 Gramm Agar-Agar,[4] 1 Vanillestange, nach Geschmack Thymian, Basilikum und Zitronenschale. Alle Zutaten kalt verrühren und die Mischung zum Kochen bringen. Die Flüssigkeit vom Siedezeitpunkt an unter ständigem Rühren ungefähr 10 Minuten lang köcheln lassen, bis sich das Agar-Agar vollkommen gelöst hat. Es dürfen keine Klümpchen mehr vorhanden sein. Flüssigkeit durch ein feines Sieb gießen, auf kleine Gläser verteilen und abkühlen lassen.

Die *Hijiki-Alge* ist klein, schwarz und hat aufgrund ihres fadenförmigen Aussehens große Ähnlichkeit mit der Arame-Alge. Sie ist sehr eisen-, calcium- und kaliumreich und wird vor allem in Suppen, Salaten und Fischbeilagen verwendet.

---

4 Agar-Agar ist mittlerweile auch im Lebensmittelhandel erhältlich. Bitte beachten Sie die Angaben des Herstellers.

Die dunkle *Kombu-Alge* wird in großen Streifen getrocknet und enthält viel Jod, Calcium sowie B-Vitamine. Sie ist die Alge mit dem höchsten Gehalt an Alginsäure, die Schwermetalle binden und ihre Ausscheidung über den Stuhl erleichtern kann. Kombu-Algen werden gern mit Hülsenfrüchten kombiniert, da sie deren unangenehme Nebenwirkungen auf den Darm reduzieren.

Nori sind Rotalgen, die im getrockneten Zustand eine sehr dunkle Färbung annehmen. Nori-Blätter werden üblicherweise auf der glänzenden Seite geröstet, bis sie etwas heller sind. Man verwendet sie in Suppen und zur Zubereitung von Sushi, wobei man den Reis darin einrollt.

Die *Spirulina* ist eine blaugrüne Mikroalge, die seit mehr als dreieinhalb Milliarden Jahren auf unserem Planeten existiert. Heute ist sie unzähligen Menschen auf der ganzen Welt bekannt, die sie tagtäglich nutzen, um ihr Energieniveau zu erhöhen und ihr Wohlbefinden zu steigern.

Sie ist eines der vollwertigsten und ausgewogensten natürlichen Lebensmittel und wurde von den Vereinten Nationen als beste alternative Nahrungsquelle der Zukunft bezeichnet. Spirulina verbindet einen sehr hohen Proteinanteil mit einem hohen Gehalt an Vitaminen (B, D, E, K), Calcium, Magnesium, Eisen, Kalium, Zink, Kupfer, Mangan, Chrom, Selen, den acht essenziellen Aminosäuren sowie Beta-Carotin.

Eine der wichtigsten Eigenschaften dieser Mikroalge ist, dass unser Körper sie sehr gut resorbieren kann: Er nimmt nicht weniger als 75 Prozent davon auf, verglichen mit einem Durchschnitt von 15 Prozent bei synthetischen Nahrungsergänzungsmitteln.

Spirulina stärkt das Immunsystem, bekämpft Anämie, reinigt und entgiftet den Organismus, steigert die körperliche und geistige Widerstandskraft, wirkt positiv auf Haut und Haare und schenkt nicht zuletzt ein angenehmes Gefühl der Sättigung, was sie zur idealen Verbündeten bei Reduktionsdiäten macht.

Meine Empfehlungen für Ihre Küche

Haben Sie schon einmal eine »Frittata marinara« gegessen? Bei mir wird sie nicht mit Fisch, sondern mit Algen gemacht! Abgesehen vom Salat ist dies eine weitere Möglichkeit, Algen zu genießen.

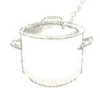 ### Kombu-Algen-Frittata

20 g Kombu-Algen
100 g Zucchini, in feine Streifen geschnitten
natives Olivenöl extra
Salz, Pfeffer
4 Eier

Algen nach Packungsanweisung einweichen. Die Zeit kann je nach Trocknungsgrad und Marke variieren, im Allgemeinen sollten 20 bis 30 Minuten in lauwarmem Wasser genügen. Zusammen mit den Zucchini-Julienne bei kräftiger Hitze in Olivenöl anbraten. Mit Salz und Pfeffer würzen und eine halbe Stunde abkühlen lassen.

Eier aufschlagen und mit 1 Prise Salz in einer Schüssel verschlagen. Gemüse dazugeben und gut unterrühren. Eine antihaftbeschichtete Pfanne einölen und die Masse aus Eiern und Gemüse hineingeben. Die Frittata wenden, wenn sie an Festigkeit und Farbe gewonnen hat, und von der anderen Seite fertig braten.

Es folgen zwei weitere Algengerichte: Das erste gibt es oft bei uns zu Hause, weil meine Frau es so gern mag. Das zweite ist im Hinblick auf den Kaloriengehalt sehr leicht, hat aber einen hohen Nährwert.

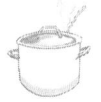 ### Sushi vegetarisch

1 Tasse asiatischer Reis
2 Tassen Wasser
1 TL Salz
1 EL Rohrzucker
2 EL Kokos- oder Reisessig
3 geröstete Nori-Blätter
gekochte Karotten
Avocado
Wasabi (oder Meerrettich)
1 EL geröstete Sesamsamen
4 EL Sojasoße

Reis »auf asiatische Art« kochen: 2 Tassen Wasser zum Kochen bringen, 1 Tasse Reis (man benötigt immer doppelt so viel Wasser wie Reis), Salz und Zucker hinzugeben. Zugedeckt etwa 12 Minuten lang kochen lassen, gelegentlich umrühren.

Kokos- oder Reisessig hinzugeben und den Herd ausschalten. 20 bis 30 Minuten ruhen lassen, damit die Reiskörner im Dampf ausquellen.

Abkühlen lassen. 3 große Löffel Reis auf einem Nori-Blatt verteilen, in der Mitte einen Streifen aus gekochten Karottenstücken und etwas Avocado auflegen und mit dem mit warmem Wasser verdünnten Wasabi würzen (1 Teelöffel genügt).

Mit sehr viel Geduld zu einer Rolle formen und diese in dicke Scheiben schneiden. Mit Sesam garnieren, Sushi in Sojasoße tunken. Farbenfroh und köstlich.

 Algensalat

50 g getrocknete Wakame-Algen
1 Bund Rucola
Leinsamen- oder Senfsprossen
Salz
Sesamöl
Apfelessig

Die Algen 5 Minuten unter fließendem Wasser quellen lassen. In feine Streifen schneiden.

Mit Rucola und Sprossen mischen (Sie können Leinsamensprossen verwenden, aber ich empfehle den Senf) und mit 1 Prise Salz, Sesamöl und Apfelessig anmachen. Eine frische, gesunde und schnell zubereitete Köstlichkeit …

4. »Sesam, öffne dich!« – Phytoöstrogene

»Sesam, öffne dich!«, sprach Ali Baba. Der schwere Felsbrocken rollte beiseite und gab den Zugang zum Goldversteck der vierzig Räuber preis. Aus unserer Perspektive betrachtet, ist Sesam ebenso wertvoll wie Gold. Wir können ihn zwar weder vererben noch an einen Goldschmied verkaufen, er ist aber zweifelsfrei eine wertvolle Hilfe für unseren Körper.

Der Sesam stammt aus Südostasien, genauer gesagt von den Sunda-Inseln, und war im Altertum in Ägypten und in den klimatisch warmen Regionen Asiens verbreitet. Heute wird er in Indien, China und Myanmar angebaut. In Europa wächst er nur in Griechenland, in den sechziger und siebziger Jahren wurde er auch in Sizilien und Kalabrien kultiviert. Im Altertum sahen indische Begräbniszeremonien eine Beigabe von vierzig Gefäßen mit schwarzem Sesam vor. Dieses Opfer sollte dem Verstorbenen den Übergang ins Jenseits erleichtern, da der Sesam ein edles und wohltuendes Nahrungsmittel ist. Noch heute gelten weiße wie schwarze Sesamsaat als Symbol für die Unsterblichkeit und sind nach wie vor eng mit heiligen Ritualen verbunden.

Der Sesam ist eine einjährige Pflanze, die bis zu 1 Meter hoch werden kann! Nach der Befruchtung bilden sich aufrechte, längliche Kapseln, die jeweils etwa fünfzig flache Samen enthalten. Diese Samen sind sehr öl- (45 bis 55 Prozent) und proteinreich (etwa 25 Prozent). Tausend Sesamsamen wiegen ungefähr 2 bis 4 Gramm.

Sie liefern ein qualitativ sehr hochwertiges Öl, das nicht nur in der Lebensmittelbranche bei der Herstellung von Margarine, sondern auch in der kosmetischen Industrie bei der Produktion von Seife sowie in der Pharmazeutik Verwendung findet. Darüber hinaus wird das Öl direkt in unserer Ernährung eingesetzt. Es ist sehr gut für die Bildung von Blutplättchen und Hämoglobin und unterstützt so die Milz, das Nervensystem, die Muskeln und die Haut. In der Tierheilkunde werden einige dermatologische Probleme damit behandelt, denn wenn man die Haut mit dem Öl einreibt, können Parasiten nicht mehr atmen und sterben ab.

Das ist aber noch längst nicht alles! Eine Ergänzung der Ernährung von Kindern mit Sesamsamen und -öl zeitigt vor allem bei unterdurchschnittlichem Wachstum hervorragende Ergebnisse. Sesam darf man genau wie alle anderen Ölsamen jedoch erst nach dem zweiten Lebensjahr des Kindes in seinen Ernährungsplan aufnehmen.

Diese Samen sind so klein und doch so wertvoll: Sie sind ein lebenswichtiges Nahrungsmittel, vor allem für die Kleinen, da sie wie gesagt Wachstumsfaktoren, Calcium, Phosphor, entzündungshemmende und beruhigende Substanzen, Linol- und Linolensäure, die Vitamine B, E, T und D sowie Histamin enthalten. Der Sesam ist eine »Vitamin- und Mineralstoffpille«, um gesund groß zu werden und bei bester Gesundheit zu bleiben.

Dies mag übertrieben klingen, ist aber Fakt. Die Samen bestehen zu 45 bis 55 Prozent aus Fett, und das daraus gewonnene Öl ist von hervorragender Qualität. Es ist geruchlos und wird dank seines hohen Gehalts an ungesättigten Fettsäuren, darunter auch Öl- und Linolsäure, nicht so schnell ranzig. Es besteht zu einem großen Teil aus ungesättigten Omega-6- und Omega-3-Fettsäuren, die dazu beitragen, den Organismus vor Herz-Kreislauf-Erkrankungen zu schützen. Diesem Thema werden wir uns allerdings erst etwas später widmen, wenn wir uns mit dem Leinöl beschäftigen – dem Archetyp der Öle, die unsere Arterien schützen und noch viele weitere positive Eigenschaften haben.

Die Sesamsamen enthalten Vitamin T, das die Bildung der Blutplättchen anregt: In einem Zeitraum von 3 bis 4 Wochen verdoppelt sich bei einem täglichen Verzehr von 20 Tropfen Sesamöl die Anzahl der Blutplättchen. Darüber hinaus sind sie eine beachtliche Proteinquelle. Sie bestehen zu 25 Prozent aus qualitativ hochwertigem Protein, das reich an essenziellen Aminosäuren ist, unter anderem Methionin, das nur sehr selten in Pflanzen vorkommt.

Sesamsamen enthalten reichlich Calcium: 100 Gramm liefern 815 Milligramm davon. Ein Glas Vollmilch enthält 120 Milligramm! Nicht schlecht, oder? Natürlich ist es nicht ganz einfach, 100 Gamm Sesamsamen auf einmal zu verzehren, und unter Umständen auch nicht angezeigt: Die rohen Samen – nicht das Öl – enthalten cyanogene Glycoside, also chemische Stoffe, die im Körper in Thiocyanate umgewandelt werden, welche die Aufnahme von Jod durch die Schilddrüse stören und das Risiko einer Kropfbildung erhöhen können. Es empfiehlt sich daher, den Verzehr auf 3 bis 4 Teelöffel täglich zu beschränken. Da Hitze die cyanogenen Glycoside deaktiviert, bereiten gekochte oder geröstete Samen weniger Probleme. In der richtigen Menge können sie eine tägliche Alternative zu den ungesunden Möglichkeiten sein, unseren Gerichten Geschmack zu verleihen.

Sesam ist sehr vielseitig. Seine Verwendung reicht von der einfachen Salatbeigabe, eventuell leicht angeröstet und im Mörser zerstoßen,[5] über die Verfeinerung einer Mousse bis hin zur Dekoration von Brot und anderen Backwaren.

Sesam enthält drei natürliche Antioxidanzien: Sesamin, Sesamolin und Sesamol. Antioxidanzien sind ganz besondere Stoffe, die sich im Hinblick auf die Ernährung immer größerer Beliebtheit erfreuen. Sie verhindern, dass Körperzellen altern und Schaden nehmen. Wir werden später nicht nur auf die Omega-3-Fettsäuren, sondern auch auf die Antioxidanzien zurückkommen, da sie in diversen Obst- und Gemüsesorten reichlich vorhanden sind. Unterdessen können wir festhalten, dass eine aktive Rolle von Sesamin und Sesamolin bei der Kontrolle des Cholesterinspiegels im Blut und somit der Vorbeugung von Herz-Kreislauf-Erkrankungen erwiesen ist. Außerdem schützt Sesamin die Leber vor Oxidationsschäden.

Die genannten Substanzen gehören zur weiten Welt der Lignane – pflanzlicher Moleküle, die zu den Phytoöstrogenen zählen und ein eigenes Unterkapitel verdient haben.

Wenn die Hormone von den Pflanzen kommen

Phytoöstrogene sind pflanzliche Hormone, denen eine immer wichtigere Rolle bei der Vorbeugung zahlreicher Krankheiten zukommt.

---

5 Was ihn zu Gomasio macht, der am weitesten verbreiteten asiatischen Gewürzmischung: Sesam und Salz verbinden sich darin zu einem herrlich duftenden und unwiderstehlich köstlichen Pulver.

Wissenschaftlich werden die Phytoöstrogene als »nichtsteroidale Moleküle« bezeichnet, die an Estrogenrezeptoren andocken und die Wirkung der Östrogene imitieren oder modulieren. Sie haben strukturelle Ähnlichkeit mit den weiblichen Hormonen, aber eine 1000- bis 10 000-mal geringere Wirkung. Werden diese schwachen Östrogene in angemessenem Umfang in die tägliche Ernährung einbezogen, können sie einen interessanten schützenden biologischen Effekt auf den Körper haben.

Die wichtigsten Phytoöstrogene sind Isoflavone, Lignane, Indole und Coumestane. Diese Begriffe sind etwas schwer zu merken. Wir brauchen uns deswegen allerdings nicht allzu viele Gedanken machen und können uns lieber für die Nahrungsmittel interessieren, in denen sie enthalten sind und die sich deshalb stets auf unserem Teller befinden sollten: Nahrungsmittel mit hohem Phytoöstrogengehalt sind (zuallererst) Soja, Rucola, Vollkorngetreide im Allgemeinen, Linsen, grüne Bohnen, Kichererbsen, dicke Bohnen, Erbsen, Leinsamen, Kürbis- und Sonnenblumenkerne, Kreuzblütengewächse (Brokkoli, Schwarz- oder Palmkohl, Blumen- und Rosenkohl) sowie Datteln, Anis, Fenchel, Rotklee, Pfefferminze, Ginseng, Zwiebeln, Knoblauch, Himbeeren und Brombeeren.

Was aber geschieht in unserem Körper, wenn wir diese Nahrungsmittel zu uns nehmen? Was passiert am Ende mit diesen wohltuenden Substanzen? Die Phytoöstrogene werden nach einer Reihe von Stoffwechselprozessen, an denen auch die Darmflora beteiligt ist, die sie biologisch verfügbar, also verwendungsfähig und aktiv macht, im Darm aufgenommen. Die Phytoöstrogene regulieren auch den Calciumaustausch über die Zellmembranen. Zu diesen physiologischen Wirkungen gesellen sich nach jüngsten wissenschaftlichen Erkenntnissen etwa die vorbeugende Wirkung bei Gebärmutterkrebs, ein geringeres absolutes Brustkrebsvorkommen, die bessere Prognose im gleichem Stadium, eine größere Zahl von In-situ-Karzinomen[6], ein seltenerer Befall der Lymphknoten sowie deutlich höhere Überlebenschancen nach einer Mastektomie.

Dies macht jene winzigen natürlichen Hormone regelrecht zu Instrumenten der Vorbeugung und Linderung leichter bis mittelschwerer Wechseljahresbeschwerden sowie der Vorbeugung und Verringerung des Risikos, an Herz-Kreislauf-Problemen, Osteoporose, Brust- oder Gebärmutterkrebs zu erkranken. Darüber hinaus gibt es Hinweise darauf, dass sie das Gleichgewicht der Blutfette regulieren und vor freien Radikalen schützen können.

Der Same der Gesundheit

Wie gesagt sind die Sesamkörner nicht die einzigen Ölsamen, die Krankheiten verhindern können. Auch Mandeln sowie Kürbis- und Sonnenblumenkerne sind für unseren Körper besonders wertvoll: Letztere gehören dank ihres geringen Fettanteils (45,5 Prozent), der unter dem aller anderen Ölsamen liegt, zusammen mit den Mandeln zu den Ölfrüchten mit dem niedrigsten Kaloriengehalt (557 Kilokalorien [2332 Kilojoule]). Dafür enthalten sie viele Proteine (20 bis 25 Prozent) und Kohlenhydrate (22 Prozent).

---

6 Das »duktale Carcinoma in situ« (DCIS), eine krankhafte Wucherung neoplastischer Zellen in den Milchgängen *(ductuli)* der weiblichen Brust »am Ort« *(in situ)*, ist Stadium 0 und noch nicht invasiv, deshalb also eine weniger gravierende Form.

Es ist ihr enormer Vitaminreichtum, dem die Sonnenblumenkerne zu verdanken haben, dass sie zu den Favoriten aus der Pflanzenwelt gehören, und durch den sie sich von der Gruppe der vergleichbaren Nahrungsmittel deutlich positiv abheben. Sie enthalten insbesondere das seltene Vitamin B_{12}, das in Nahrungsmitteln pflanzlichen Ursprungs üblicherweise nicht vorkommt, und besitzen den höchsten absoluten Vitamin-B_1-Gehalt aller Nahrungsmittel, wofür ihnen eine Goldmedaille gebührte. Auch Vitamin A, D, E und B_3 oder PP sind in nennenswerten Mengen vorhanden. Sonnenblumenkerne zeichnen sich auch durch ihren hohen Mineralstoffgehalt aus, der nur noch von dem des Sesams übertroffen wird.

Zahlreiche Untersuchungen haben einen beachtlichen Anteil an Chlorogensäure ergeben, die dem Organismus sowohl durch ihre antibakterielle und infektionshemmende als auch durch ihre antitumorale und -mutagene Wirkung wertvollen Schutz gewährt.

Die Sonnenblumenkerne haben kein Exklusivrecht auf diesen besonderen »Inhaltsstoff«, der sich in gleich großen oder sogar größeren Mengen in Kaffee, Äpfeln, der Schale von Auberginen und Kartoffeln, Heidelbeeren, Tomaten, Aprikosen, Stachelbeeren, Pfirsichen, Birnen, Pflaumen, Himbeeren, Avocados und Karotten findet.

Es lässt sich sehr schwer feststellen, wie viel Chlorogensäure wir täglich zu uns nehmen. Die Dosis könnte sich in einem Bereich von 0 Gramm (bei Menschen, die keinerlei phenolische Substanzen zu sich nehmen) bis 1 Gramm (bei starken Kaffeetrinkern) bewegen. Eine Studie aus dem Jahr 2001 zeigt, dass die Chlorogensäure, verglichen mit kleineren Molekülen, nur schlecht im Darm aufgenommen wird und leichte Verdauungsstörungen verursachen könnte.

Im Brennpunkt stehen auch die Kürbiskerne, die immer als die »nährstoffärmsten« Mitglieder in der Gruppe der Ölsamen galten. Gleichwohl handelt es sich um Nahrungsmittel mit einem durchaus respektablen Verhältnis von Proteinen (18,7 Prozent), Kohlenhydraten (24 Prozent) und Fetten (50 Prozent). Die Kürbiskerne enthalten viele Mineralstoffe, wobei besonders die Mengen- bzw. Spurenelemente Eisen, Zink und Phosphor ins Auge fallen, auf die wir später noch zurückkommen werden.

Vor allem die geschälten Kürbissamen sind reich an Cucurbitin, das nicht nur ein wirksames Mittel gegen Würmer – vor allem den Bandwurm – ist, sondern einigen Wissenschaftlern zufolge bei Prostatavergrößerung auch vor Krebs schützen kann.

Meine Empfehlungen für Ihre Küche

Die Zutaten für die folgenden Rezepte mit Ölsamen sind in gut sortierten Supermärkten erhältlich. Diese Köstlichkeiten serviere ich häufig bei Abendessen mit Freunden.

Kichererbsen-Hummus mit gesundem Saatenbrot

Diese delikate Vorspeise stammt aus Ostasien, man findet sie aber auch in Syrien, im Libanon, in Palästina, in der Türkei und in Griechenland. Sie ist schnell zubereitet und schmeckt am nächsten Tag sogar noch besser. Das arabische Wort *hummus* bedeutet einfach »Kichererbse«.

Normalerweise serviere ich dazu geröstetes Vollkornbrot mit Kürbis- und Sonnenblumenkernen, Lein- und Sesamsamen, das ich grundsätzlich selbst backe. Hummus kann man auf viele kleine Schälchen verteilen und mal mit geröstetem Sesam, mal mit Paprika, mal mit Koriander und vielleicht auch mit Kreuzkümmel bestreut servieren.

Für das Brot:
1 Würfel Hefe
1 kg Biomehl zum Brotbacken
100 g grobe oder feine Weizenkleie
1 TL Zucker
4 TL Salz
je 1 Handvoll Sonnenblumenkerne, Sesamsamen, Kürbiskerne und Leinsamen
Olivenöl zum Bestreichen

Für das Hummus:
500 g gekochte Kichererbsen
100 g Sesam
2 EL Sojasoße
1 gehäufter EL Knoblauchpaste
1 Prise Koriander
1 Prise Paprikagewürz
4 EL natives Olivenöl extra
1 EL gerösteter Sesam (zur Dekoration)

Zunächst das Brot: Hefe in ½ Liter lauwarmem Wasser auflösen. Alle Zutaten außer dem Öl mit der Flüssigkeit zu einem Teig verkneten, einen Laib formen und (zugedeckt) 1 Stunde gehen lassen. Teig teilen, zu 2 länglichen Broten formen und auf ein Backblech oder in 2 Kastenformen legen. Mit Olivenöl bestreichen und mehrmals mit dem Messer einschneiden. In feuchtwarmer Umgebung weitere 3 Stunden gehen lassen, in den vorgeheizten Ofen geben und bei 200 Grad Celsius 30 Minuten backen. Das Brot kann auch warm serviert werden; es schmeckt köstlich …

Für das Hummus alle Zutaten außer dem Esslöffel Sesam im Mixer pürieren. Nicht zu kalt servieren, da die Mischung dann sehr fest wird und nicht mehr besonders »streichfähig« ist.

Thunfisch in Sesamkruste

Ich habe einen japanischen Freund und Kollegen aus dem Labor zum Abendessen zu uns eingeladen und ihm dieses kulinarische Experiment vorgesetzt. Es hat ihm sehr gut geschmeckt (obwohl ich im Allgemeinen davon abrate, Gäste beim ersten gemeinsamen Abendessen einem Experiment zu unterziehen).

400 g Kokosessig[7]
150 g Rohrzucker
200 g Zucchini
200 g Babymöhren
200 g Frühlingszwiebeln
Salz
4 Scheiben frischer Thunfisch à 120 g
150 g Sesam
100 ml natives Olivenöl extra
100 ml Sesamöl
2 EL Sojasoße
1 TL Oregano

---

[7] Dieser delikate Essig ist in gut sortierten internationalen Lebensmittelgeschäften erhältlich. Keine Angst, er schmeckt nicht stark nach Kokos!

In einer Kasserolle Kokosessig und Zucker mit 150 Milliliter Wasser zum Kochen bringen und ein paar Minuten köcheln lassen. Herd ausschalten und die Mischung abkühlen lassen. Unterdessen Zucchini, Babymöhren und Frühlingszwiebeln in sehr feine Streifen schneiden.

Gemüse 1 Minute in kochendem Salzwasser blanchieren und in eine Schüssel mit der bereits zubereiteten und inzwischen abgekühlten Marinade geben. Ungefähr 1½ Stunden ziehen lassen.

Thunfisch leicht salzen. Sesam auf einem Teller verteilen und wie eine Panade verwenden. Thunfischscheiben darin wenden, Sesam leicht andrücken, damit die Oberfläche gut bedeckt ist.

Olivenöl in einer Pfanne erhitzen, die Thunfischscheiben hineingeben und bei starker Hitze auf jeder Seite ungefähr 2 bis 3 Minuten anbraten. In dünne Streifen schneiden und mit einer Emulsion aus Sesamöl, Sojasoße und Oregano beträufeln. Verwenden Sie eine Teflonpfanne, aber achten Sie darauf, die Antihaftbeschichtung nicht zu zerkratzen, da die Pfanne sonst Schaden nimmt und für immer verloren ist.

Mit dem abgetropften Gemüse servieren.

5. Ein Fisch namens Leinöl (oder »Fisch*lein*«)

Thema dieses Kapitels ist eine Gruppe von Nahrungsmitteln, vor denen sich viele Menschen fürchten, obwohl sie ein wesentlicher Bestandteil der täglichen Ernährung sind: Fette und Öle!

Sie gelten auch als besondere Geschmacksträger in unseren Gerichten. Nehmen wir zum Beispiel einmal gedämpftes Gemüse und richten die eine Hälfte davon mit nativem Olivenöl extra an, die andere mit zerlassener Butter. Sicher wird Letztere das Gemüse nach landläufiger Auffassung köstlicher machen. (Das empfinden aber längst nicht alle Menschen so. Ich zum Beispiel mag den Geschmack von Butter nicht.) Man darf jedoch nicht die Kehrseite der Medaille vergessen, falls man Butter bevorzugt. Da tierische Fette nämlich allerlei Schäden in unserem Organismus anrichten, sollten wir uns besser sukzessive an die pflanzlichen Produkte gewöhnen.

Die Entscheidung wird uns nicht schwerfallen, denn Oliven- und andere Pflanzenöle wie Reis-, Sesam-, Lein-, Maiskeim- oder Sojaöl sind ausgesprochen gut fürs Herz und eine schmackhafte wie gesunde Alternative zur Butter (von der, wie die Statistiken belegen, die Deutschen durchschnittlich 6 Kilogramm pro Jahr und Kopf verzehren).

Öle versorgen uns mit Fetten und fettlöslichen Vitaminen, also den Vitaminen, die im »Fettanteil« der Nahrungsmittel enthalten sind. Zu den fettlöslichen Vitaminen gehören Retinol (Vitamin A), Tocopherol (Vitamin E), Calciferol (Vitamin D) und Phyllochinon (Vitamin K). Die ersten beiden – Vitamin A und Vitamin E – müssen ausschließlich über die Nahrung zugeführt werden. Den Bedarf an Vitamin D und K kann man auch aus anderen Quellen decken.

Die Fette sind die Nährstoffe mit dem höchsten Energiegehalt: Man bedenke, dass 1 Gramm Fett 9 Kilokalorien (38 Kilojoule), 1 Gramm Kohlenhydrate dagegen nur etwa die Hälfte hat. Abgesehen davon, dass man pflanzliche Fette bevorzugen sollte, ist es grundsätzlich sinnvoll, Fett in Maßen zu verzehren.

Ich möchte Ihnen in diesem Zusammenhang ein wahrlich wertvolles Öl mit einer außergewöhnlich wohltuenden Wirkung auf unseren Organismus präsentieren: Leinöl. Es hat den höchsten Gehalt an Omega-3-Fettsäuren – 100 Gramm Leinöl enthalten nicht weniger als 57 Gramm davon, während Rapsöl es auf 9 Gramm, Sojaöl auf 7 Gramm bringt und das Olivenöl so gut wie nichts davon enthält.

Außer in Leinsamen, Raps, Sojabohnen und Walnüssen kommen Omega-3-Fettsäuren nur im Fisch (Lachs, Makrele, Hering, Sardine, Forelle) in nennenswerter Menge vor. Es ist allerdings praktisch unmöglich und erst recht nicht empfehlenswert, den Bedarf durch den Verzehr von Fisch zu decken, denn dazu müsste man täglich ungefähr 50 Gramm fetten oder ungefähr dreimal so viel mageren Fisch essen. Die richtige Zufuhr von Omega-3-Fettsäuren lässt sich durch den Verzehr von Walnüssen und Leinsamen oder Leinöl erreichen: 2 Teelöffel Leinöl, 1 Esslöffel Leinsamen oder 30 Gramm Walnüsse decken den Tagesbedarf.

Leinöl ist sehr wärmeempfindlich. Bei hohen Temperaturen verändert es sich und verliert seine Wirkung. Aus diesem Grund engagiert sich zum Beispiel in Italien die Società Scientifica di Nutrizione Vegetariana (SSNV – Wissenschaftliche Gesellschaft für vegetarische Ernährung) dafür, dass das Öl an keinem Punkt der Kette denaturierenden Temperaturen (von mehr als ungefähr 20 Grad Celsius) ausgesetzt ist. Es sollte nach Anbruch der Flasche maximal 2 bis 3 Monate im Kühlschrank aufbewahrt werden.

Leinöl besteht zu ungefähr 50 bis 60 Prozent aus einer essenziellen Omega-3-Fettsäure namens Linolensäure oder Alpha-Linolensäure und zu circa 18 bis 20 Prozent aus einer essenziellen Omega-6-Fettsäure namens Linolsäure.

Warum sollte man Leinöl zu sich nehmen? Es ist wichtig, dass wir Omega-3- oder essenzielle Fettsäuren in die tägliche Ernährung einbeziehen, da unser Organismus sie nicht synthetisieren, also herstellen kann. Sie sind wegen ihrer blutdrucksenkenden, gerinnungshemmenden, antithrombotischen und entzündungshemmenden Wirkung von Bedeutung.

Jüngste Studien deuten an, dass Leinöl in der Lage sein könnte, den Blutdruck sowie die Menge des »schlechten« Cholesterins (LDL) im Blut zu senken. Darüber hinaus wirkt es sowohl östrogen als auch antiöstrogen und wurde auf seine vor Krebs schützenden Eigenschaften hin untersucht.

Wissenschaftliche Untersuchungen haben gezeigt, wie gut die Omega-3-Fettsäuren für die Gesundheit von Herz und Gehirn sind, da sie die Eigenschaft haben, den Membranen der Nervenzellen Fluidität zu verleihen.

Bei In-vivo-Studien mit Tieren sowie begrenzten Pilotstudien mit Menschen bewirkte der Leinsamen einen messbaren Rückgang an Lipoproteinen niederer Dichte, also des LDL-

Cholesterins. In einer weiteren Tierstudie, bei der Leinöl verabreicht wurde, zeigte sich eine leichte Blutdrucksenkung.

Bei der chronisch-entzündlichen Autoimmunerkrankung *Lupus erythematodes* tragen die Omega-3-Fettsäuren nicht nur zur Linderung von Gelenks-, Nieren- und Hautentzündungen bei, sondern senken zudem den Cholesterinspiegel, der infolge der Erkrankung erhöht sein kann. Der Verzehr von Leinöl vermag bei Gicht die typischen Krankheitssymptome wie Schmerzen oder plötzliche starke Gelenkschwellungen einzudämmen.

Leinsamen konnte in Tierversuchen die Größe bereits bestehender Brust- oder Darmtumoren merklich verringern und zugleich die weitere Entwicklung von neuen im Anfangsstadium unterbinden. In einer Studie von Wissenschaftlern der Universität Toronto schrumpfte die Tumormasse bei Tieren, die 6 Wochen lang mit Leinsamen gefüttert worden waren, um mehr als die Hälfte. Leinsamen und Leinöl konnten das Wachstum bereits vorhandener Krebsgeschwüre verringern. Die Leinsaat enthält aber noch eine weitere Substanz namens Lignin, die offenbar dazu beitragen kann, die Neubildung von Tumoren zu verhindern.

Zum Thema Cholesterin

Inzwischen ist bekannt, dass ein zu hoher Cholesterinspiegel gleichbedeutend mit einem erhöhten Risiko für Probleme mit dem Herz-Kreislauf-System und Arteriosklerose ist.

Cholesterin ist ein Sterin aus der Obergruppe der Steroide und ausschließlich in Nahrungsmitteln tierischen Ursprungs zu finden. Pflanzen enthalten stattdessen Phytosterine, die im

Gegensatz zum Cholesterin nützliche Aufgaben im menschlichen Körper erfüllen. Sie tun uns also gut!

Die Cholesterinsynthese geht hauptsächlich zu Lasten der Leber, die etwa 85 Prozent des im menschlichen Körper vorhandenen Gesamtcholesterins produziert. Über die Nahrung sollten nicht mehr als 300 Milligramm Cholesterin täglich zugeführt werden.

Die folgenden Nahrungsmittel haben einen besonders hohen Cholesteringehalt: 100 Gramm Rinderhirn enthalten mehr als 2000 Milligramm, 100 Gramm Hühnereigelb 1200 Milligramm und 100 Gramm Butter 250 Milligramm Cholesterin.

Da Fett nicht gut wasserlöslich ist, kann das Blut es nur schlecht transportieren. Daher verpackt der Organismus das Cholesterin in eine Eiweißhülle aus Lipoproteinen. Davon gibt es zwei Varianten: LDL (Low Density Lipoprotein) und HDL (High Density Lipoprotein). Das LDL hat die Aufgabe, Cholesterin von der Leber zur weiteren Verwendung zu den Geweben zu transportieren. Das HDL hat die umgekehrte Funktion – Cholesterin aus den Geweben zur Leber zurückzubringen.

Lipoproteine mit niedriger Dichte (LDL) sind gefährlich, da sie dazu neigen, Cholesterin an den Arterienwänden abzulagern, und damit die Bildung von arteriosklerotischen Plaques begünstigen. Umgekehrt entfernt HDL das Cholesterin und hemmt so die Plaquebildung. Demnach wird das »schlechte« Cholesterin vom LDL, das »gute« vom HDL transportiert.

Jüngste Studien bestätigen, dass der regelmäßige Verzehr von Omega-3-reichen Nahrungsmitteln sowie von Knoblauch und anderen Lauch- oder Zwiebelgewächsen wie Zwiebeln, Lauch und Schalotten den LDL-Anteil reduziert und die Blutgerinnung hemmt.

Darüber hinaus sind fermentierte Milchprodukte mit Phytosterinzusatz in der Lage, das schlechte Cholesterin bei Personen mit nur mäßig und nicht krankhaft erhöhtem Cholesterinspiegel zu senken. (Derartige Produkte sind aber wegen bestimmter Nebenwirkungen umstritten, etwa Beeinträchtigungen der Netzhaut-Mikrogefäße.)

Im Hinblick auf den Fettgehalt müssen wir deshalb mit Vorsicht und Bedacht entscheiden, womit wir unsere Gerichte zubereiten möchten. Pflanzliche Öle wie Oliven- und Samenöle sind zu bevorzugen: Sie sind cholesterinfrei und im Vergleich zu tierischen Fetten wie Butter, Margarine, Sahne, Schmalz und Speck reich an (einfach und mehrfach) ungesättigten Fettsäuren.

Es gibt noch eine Alternative zu Butter und Pflanzenölen: die Margarine. Aber selbst wenn sie tatsächlich rein pflanzlich und cholesterinfrei ist, hat sie einen hohen Anteil an hydrierten (gehärteten) Fetten. Diese entstehen dadurch, dass stark ungesättigte Öle bei der Verarbeitung durch die Zugabe von Wasserstoff abgesättigt werden. Auf diese Weise werden sie zu gesättigten Fetten und verhalten sich im menschlichen Körper genau wie Butter: Gesättigte (dazu gehören auch die durch Hydrierung entstandenen) Fette begünstigen einen hohen Cholesterinspiegel.

Die Margarine enthält zudem unvollständig gesättigte Fette, sogenannte Trans-Fettsäuren. Sie sind für den menschlichen Körper besonders schädlich, da sie das »gute« Cholesterin im Blut senken und das »schlechte« erhöhen können.

Zusammenfassend lässt sich sagen: Wer auf seinen Cholesterinspiegel achten muss, dem empfehle ich, in erster Linie Leinöl im Salat zu verwenden. Alternativ dazu biete ich hier eine Verwendungsmöglichkeit, bei der man wegen des leicht bitteren und etwas an Mandel erinnernden Geschmacks nicht allzu sehr »leiden« muss ...

Meine Empfehlungen für Ihre Küche

Im folgenden Rezept finden Sie eine weitere Zutat, die unsere Aufmerksamkeit verdient: den bereits erwähnten Kokosessig. Er soll hervorragend gegen Bluthochdruck, Diabetes, Arthritis, Vergiftungen und Zahnfleischentzündungen sein, doch bislang sind diese Eigenschaften kaum bekannt und auch noch nicht vollständig erwiesen ... Jedenfalls enthält er bestimmt keine Zusatzstoffe, und bereits dies gereicht ihm zur Ehre.

 Köstliche Mayonnaise ohne Ei

200 ml Sojacreme
100 ml Maiskeimöl
100 ml natives Olivenöl extra
30 ml Leinöl
2–3 EL Kokos- oder Apfelessig
1 EL frischer Schnittlauch
Salz, Pfeffer

Alle Zutaten in einen hohen Becher geben und mit dem Stabmixer auf höchster Stufe verschlagen. Dabei nicht schütteln. Sobald die Emulsion andickt, mit dem Pürierstab nach und nach immer weiter an die Oberfläche gehen.

Die Zubereitung dauert etwas länger als bei einer »normalen« Mayonnaise: Es vergehen ungefähr 4 bis 5 Minuten, bevor die Sojacreme andickt.

Diese »leichte« und gesunde Mayonnaise sollte vor dem Servieren mindestens 3 Stunden im Kühlschrank ruhen. In einem verschlossenen Glasgefäß hält sie gekühlt problemlos 3 bis 4 Tage. Wenn man Gemüse wie zum Beispiel Kartoffeln und Karotten würfelt, mit Erbsen blanchiert und (eiskalt) mit der Mayonnaise mischt, bekommt man einen ebenso guten wie gesunden Gemüsesalat. Wer das Gemüse warm unterhebt, ruiniert die frisch zubereitete Mayonnaise!

6. Scharfe Typen, aber nicht nur das ...

Es gibt nur wenige Nahrungsmittel wie Milch, Eier und Obst, die bei der Zubereitung wohl kaum einer weiteren »Verfeinerung« bedürfen. Alle anderen werden in der Regel mit Hilfe von Gewürzen und/oder den soeben besprochenen Ölen gaumenfreundlicher gemacht und mitunter im Geschmack unterstrichen.

Gewürze – das ist ein ganzer Kosmos, den es zu erkunden gilt und den wir dank der wachsenden Integration und Kommunikation mit anderen inner- und außereuropäischen Ländern immer besser kennenlernen: Substanzen aus der Pflanzenwelt, bei denen es sich meist um die Samen, Blüten, Blütenstempel, Wurzeln oder Rinden der Gewächse handelt. Zu den bekanntesten und am häufigsten eingesetzten Gewürzen, die in der italienischen Küche verwendet werden, zählen Muskatnuss, Safran, Pfeffer, Gewürznelken, Zimt, Vanille, Lorbeer, Dill, Kurkuma, Curry, Chili, Kreuzkümmel, Anis, Ingwer und Thymian.

Nach dieser ausgesprochen wohlriechenden Aufstellung folgen nun die wichtigsten Eigenschaften der Gewürze, die am häufigsten in der Küche verwendet werden. Darunter sind auch Pflanzen, deren krebsbekämpfende Wirkung mehr oder weniger bekannt ist, aber in den letzten Jahren in Studien genauer beleuchtet wurde, wie zum Beispiel Kurkuma und Ingwer. Kurkuma enthält Curcumin, Ingwer Gingerol, beide Stoffe bekämpfen Infektionen, da sie die Wirkung eines entzündungsfördernden Enzyms namens Cyclooxygenase-2 hemmen können. Als diese Eigenschaft im Labor untersucht wurde, hat man festgestellt, dass die beiden Substanzen mutierte und beschädigte Zellen kontrollieren und ihre Zerstörung veranlassen können.

Kurkuma: Ich bin geradezu verrückt nach diesem Gewürz – wegen seines Dufts und seiner intensiven und außergewöhnlichen gelben Farbe, die so sonnig ist, dass sie beinah unecht zu sein scheint. Die Kurkumapflanze gehört zur Familie der Ingwergewächse und wird größtenteils in Indien, Indonesien und Costa Rica angebaut. Auf Hawaii wird sie *holena* genannt und bildet eine der Grundlagen der Volksmedizin. Auf Englisch heißt sie *turmeric*.

In Indien wird das Kurkumagewürz im Ayurveda bereits seit Jahrhunderten wegen seiner präventiven und therapeutischen Eigenschaften vor allem zur Unterstützung der Wundheilung und als entzündungshemmendes Mittel eingesetzt. Ob das Land deshalb der weltweit größte Kurkumaproduzent ist?

Die Farbe ist dem Curcumin geschuldet, einem starken Antioxidationsmittel mit ausgeprägter Anti-Aging-Wirkung, welches das Blut reinigt, die Tumorentwicklung hemmt und die Leber schützt.

In den letzten zehn Jahren soll man zudem beobachtet haben, dass Kurkuma das Fortschreiten von HIV-Infektionen bremst. Aber das ist noch längst nicht alles: Eine amerikanische Studie erklärt, weshalb dieses Gewürz imstande sei, das

Wachstum von Hautkrebs (dem malignen Melanom) zu hemmen: Die gelbe Wurzel zügelt das Wachstum der »kranken« Zellen und veranlasst ihren Tod (Apoptose).

Kurkuma empfiehlt sich zum Risotto, zu gekochtem Gemüse, Hülsenfruchteintöpfen sowie zum Aromatisieren von Frischkäse. Das Gewürz ist zudem der wichtigste Bestandteil von Curry – einer stark oxidationshemmenden Mischung, die auch Chilischoten, Knoblauch, Paprika und Muskatnuss enthält.

Chili: Die wissenschaftliche Bezeichnung für »Chili« lautet *Capsicum*, das von dem lateinischen Wort *capsa* (»Kapsel, Behälter«) bzw. *captare* (»[eifrig nach etwas] greifen, fassen«) stammt. Letztere Herleitung zeigt möglicherweise einen Zusammenhang zu dem Ruf dieser Spezerei, den Appetit anzuregen. In Äthiopien gehört Chili zu den Gewürzen, die am häufigsten bei der Zubereitung traditioneller Gerichte verwendet werden. Dies lässt sich darauf zurückführen, dass es die Vermehrung von Salmonellen und Kolibakterien hemmen kann, welche schwere Darmerkrankungen verursachen, die in warmen Klimazonen weit verbreitet sind.

Diese Wirkung ist eine Konstante in der Natur: Man denke nur daran, dass Pflanzen Antibiotika produzieren, um sich gegen die Keime in ihrem Inneren zu schützen.

Der enthaltene Wirkstoff, ein Alkaloid, nennt sich »Capsaicin« und findet sich in hoher Konzentration in den dünnen weißen Scheidewänden im Inneren der Frucht, an denen die Samen sitzen, die wiederum Myristin-, Palmitin-, Stearin-, Carnauba- sowie Ölsäure enthalten.

Für die schöne, kräftig rote Farbe sorgen Stoffe wie Capsorubin, Zeaxanthin und Cryptoxanthin.

Die in den Chilischoten in größeren Mengen enthaltenen Vitamine sind Vitamin C, A, Thiamin, Riboflavin, Niacin, Pantothen- und Folsäure sowie Vitamin E.

Bemerkenswert ist vor allem der Vitamin-C-Gehalt. Der Verzehr von 50 Gramm Chilischoten täglich würde genügen, den Tagesbedarf an Vitamin C zu decken – dem Antioxidans schlechthin! Ich wette aber, Sie werden es nicht schaffen …

Chilischoten lösen Blutgerinnsel auf und senken damit das Risiko für Herz-Kreislauf-Erkrankungen. Sie wirken hustenlösend und abschwellend und tragen zur Vorbeugung von Lungenemphysemen, Bronchitis und Magengeschwüren bei.

Studien zufolge sind Völker, die besonders viele Chilischoten verwenden, statistisch weniger anfällig für Arteriosklerose und damit auch für Infarkte.

Vor kurzem wurde nachgewiesen, dass das Eincremen mit einer Capsicum-Creme wirksame Hilfe bei den Schäden bringen kann, die eine bekannte Erkrankung des peripheren Nervensystems anrichtet – die Gürtelrose. Doch damit nicht genug, hilft die Chilischote bei Schuppenflechte, Verstopfung, Krampfadern, Zellulitis, Pellagra, Malaria, Cholera, Lungenemphysem, Harnblasen- und Nierenbeckenentzündung, Migräne, Kopfschmerzen, Magersucht, Übergewicht, Hiatushernie, Zahnschmerzen, Akne bei Jugendlichen, Husten, Erfrierungen und Erkältungen.

Echter Lorbeer: Bei dieser Pflanze, die mit wissenschaftlichem Namen *Laurus nobilis* heißt, handelt es sich um einen immergrünen Strauch.

Die Blätter sind dick, ledrig, leicht oval, und sie verströmen einen kräftig würzigen Duft, wenn man sie knickt. Sie sind von glänzend dunkelgrüner Farbe.

Die hocharomatischen Lorbeerblätter fördern Verdauung und Stuhlgang, wirken anregend und leicht antiseptisch. Bitte beachten Sie, dass alle Lorbeergewächse mit Ausnahme des Echten Lorbeers oder Gewürzlorbeers giftig sind.

Lorbeer ist in der feinen Küche weit verbreitet: Er darf im Kräutersträußchen für Schmorgerichte ebenso wenig fehlen wie in Füllungen, Pasteten, zu gekochtem Fisch und Wild. Lorbeerabsud im Badewasser bringt Erleichterung bei »eingeschlafenen« Gliedmaßen. Man sollte auch seine lindernde Wirkung bei Husten und Bronchitis nicht außer Acht lassen. In der Pharmazie wird er zur Salbenherstellung verwendet: Das Öl der Beeren wird bei rheumatischen Beschwerden und Prellungen eingesetzt.

Muskatnuss: Bei der Muskatnuss handelt es sich um den getrockneten und vom Samenmantel befreiten Kern der Frucht des immergrünen Baumes *Myristica fragrans*, der in Indonesien, Sri Lanka und Grenada kultiviert wird.

Der rötlich braune Same hat ungefähr die Größe einer Olive. Die Muskatnuss schenkt uns ein intensives Aroma. Sie wird frisch in die Sauce Béchamel gerieben, findet in Füllungen auf der Basis von Kürbis, Ricotta und Spinat, zu Kartoffeln (im Püree) und zum Fleisch Verwendung.

Sie enthält ätherische Öle wie das Myristicin und andere Terpene, die ihr eine entzündungshemmende und antioxidative Wirkung verleihen.

Pfeffer: Der Echte Pfeffer oder *Piper nigrum* ist eine Pflanze, von der wir die Früchte verwenden. Es gibt den Pfeffer in vielen Varianten: schwarz, weiß, rot, grün … Beim letztgenannten handelt es sich um die noch unreifen Früchte, die weit im

Voraus geerntet werden. Grüner Pfeffer hat einen weniger scharfen und leicht fruchtigen Geschmack. Je reifer die Frucht, desto mehr brennt der Pfeffer im Mund!

Schwarzer Pfeffer ist reich an Tanninen, Stärke und Oleoresinen wie Piperin – dem Wirkstoff, auf den seine phytotherapeutischen Eigenschaften zurückgehen. Diese besondere Substanz stimuliert die Wärmeerzeugung (Thermogenese) und hat eine anregende Wirkung auf den Organismus. Dennoch sollte man nicht allzu lange große Mengen Pfeffer zu sich nehmen, um Magen-Darm-Probleme zu vermeiden. Vor allem bei Gastritis, Magengeschwüren, Hämorrhoiden und Bluthochdruck wird von seinem Genuss abgeraten. Da er die Schleimhäute reizt, wird er gelegentlich auch mit dem Verschlucken von Luft in Verbindung gebracht.

Im Ayurveda gehört er zu einer Gruppe von drei Gewürzen, die als »die drei Scharfen« (»Tri Katu«) bezeichnet werden. Er wird bei Übergewicht und verlangsamtem Stoffwechsel, zur Stärkung des Magens zwecks Anregung der Enzymproduktion, zum Verbrennen von Giftstoffen sowie wegen seiner allgemein stärkenden und schlankheitsfördernden Wirkung eingesetzt.

Thymian: Die am weitesten verbreitete Sorte ist *Thimus vulgaris,* der Echte Thymian. Er wird oft zum Würzen von gegrilltem Fleisch oder Fisch, aber auch von Kartoffeln, Zucchini, Bohnen und Tomaten verwendet.

Thymian kann die Heilung der Atemwege maßgeblich unterstützen. Wegen seiner krampflösenden Wirkung wird er zur Behandlung von Störungen des Verdauungsapparats verwendet. Bei Husten ist er ein wirksames antiseptisches, beruhigendes und auswurfförderndes Mittel. Er wird zur Behandlung von Dermatitis, Arthritis und Sehnenentzündungen eingesetzt.

Die wichtigsten Wirkstoffe im Thymian, die wir unbedingt erwähnen sollten, sind die Phenole – allen voran Thymol (30 bis 70 Prozent) und Carvacrol (3 bis 15 Prozent). Weitere Bestandteile des ätherischen Öls sind: Linalool, p-Cymol, Alpha-Pinen und Luteolin.

Im Altertum glaubte man, das intensive Aroma des Thymians könne Mut einflößen: Die Soldaten badeten in Thymianwasser, um den Körper zu stärken, und belebten den Geist mit Thymiantee. In der Welt der Märchen heißt es, Thymian sei der Lieblingsduft der Feen, und wie die Realität bestätigt, wird er deswegen auch von den Bienen heiß geliebt. Genießen Sie Thymian in einer ganz einfachen *Salsa*, die hervorragend zu schlichten gekochten Kartoffeln passt: Einige Lauchstangen in feine Streifen schneiden und in nativem Olivenöl extra anbraten. Mit 200 Gramm frischem Ricotta im Mixer pürieren. Von einem kleinen Bund Thymian die Blätter abzupfen und dazugeben. Gründlich unterrühren. Wer mutig ist und es gern »scharf« mag, kann noch einen ordentlichen Teelöffel Chilisamen dazugeben.

Anis: Unter der Bezeichnung »Anis« vereinen sich verschiedene Pflanzen, die unter anderem aus dem Nahen Osten stammen. Am häufigsten finden neben Anis *(Pimpinella anisum)* auch Sternanis *(Illicum verum)* und Szechuanpfeffer *(Zanthoxylum piperitum)* Verwendung.

In der Kräuterkunde dient er als verdauungsförderndes Mittel, da er die Darmtätigkeit anregt. Er lindert Husten und bekämpft Kopfschmerzen. Im Anis sind ätherische Öle wie Anethol und Carvacrol enthalten. Er hat eine karminative (also blähungstreibende), etwas abführende, magenstärkende und leicht beruhigende Wirkung.

Anethol kommt in der Süßwaren- und Likörherstellung sowie der Pharmazie zum Einsatz. Es findet Eingang in die Rezepturen zahlreicher Süßspeisen und Backwaren wie Gewürzbrot und herzhafte Crostini. Anethol ist der wichtigste Bestandteil von diversen alkoholischen Getränken, zum Beispiel von Anislikör und Absinth.

Wer nach dem Essen leicht geröstete Anissamen kaut, fördert die Verdauung und erfrischt den Atem.

Meine Empfehlungen für Ihre Küche

 Thymian-Kartoffel-Gratin

4 Kartoffeln
4 Prisen getrockneter Thymian
3 EL natives Olivenöl extra
1 TL Sesamöl
Salz
200 g Caprino (italienischer Ziegen- oder Kuhmilchfrischkäse)

Kartoffeln waschen, schälen und in dünne Scheiben schneiden. Anderenfalls dauert es ewig, bis sie gar werden! Um unangenehme Überraschungen gänzlich zu vermeiden, sollten Sie die Kartoffelscheiben ungefähr 4 Minuten in kochendes Wasser geben.

Eine Kastenform mit Backpapier auslegen. Die erste Prise Thymian auf den Boden streuen und die erste Lage Kartoffelscheiben darauflegen. Mit Öl bestreichen, salzen, dünn mit Caprino bestreichen, dabei die Kartoffelschicht nicht »durcheinanderbringen«.

Abwechselnd Kartoffeln, Thymian, Öl und Käse einschichten. Es sollten insgesamt vier Lagen werden. Im vorgeheizten Ofen bei 180 Grad Celsius ungefähr 40 Minuten überbacken.

Eine wahre Köstlichkeit ...

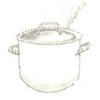 ## Verdauungstee

5 Stück Sternanis
circa 0,4 l Wasser
Honig

Sie möchten die Verdauung anregen? Das Abendessen war zu schwer? Sternanis in Stücke brechen und in Wasser zum Kochen bringen. 3 bis 4 Minuten kochen, abkühlen lassen. Durch ein kleines Sieb gießen, um die Anisstücke aufzufangen (sie können für einen weiteren Tee verwendet werden), und mit Honig süßen.

7. Knoblauch und Zwiebeln: Verbündete im Odeur und gegen Diabetes

Was sind die ersten Assoziationen zu Knoblauch und Zwiebeln? Nun, sie machen sich intensiv in unseren Nasen bemerkbar und nehmen in unserer Ernährung einen breiten Raum ein.

Beginnen wir mit dem *Knoblauch*. Diese tolle Knolle ist eine ausdauernde Pflanze, stammt aus den Steppengebieten Asiens und wird seit Urzeiten nicht nur zur geschmacklichen Aufwertung zahlreicher Speisen eingesetzt. Sie verfügt darüber hinaus über verschiedene gesundheitsfördernde Eigenschaften, die sie ihrem Gehalt an Selen, einem hohen Anteil an Kalium, Vitamin A, Vitamin B_1, B_2, B_3 oder PP, C, Mineralstoffen, Spurenelementen sowie einem hübschen Vorrat an Proteinen zu verdanken hat.

Der wichtigste Inhaltsstoff – der ihm auch sein intensives Aroma verleiht – ist das Allicin, von dem er reichlich enthält. Dabei handelt es sich um ein Thiosulfinat, also eine schwefelhaltige Substanz und das stärkste bekannte natürliche Bakterizid.

Knoblauch senkt den Blutdruck, schützt das Herz-Kreislauf-System, stimuliert das Herz, wirkt schleimlösend, antiseptisch, antibiotisch und kann offenbar Erkältungen, Grippe, Tuberkulose und Bronchitis, Furunkeln, Hautkrankheiten und Hautkrebs vorbeugen. Er bekämpft Malaria, unterstützt die Rauchentwöhnung, senkt den Blutzuckerspiegel und verbessert damit die Bedingungen für Diabetiker.

Der Knoblauch enthält im Besonderen Stoffe, welche die Vorbeugung von Herz-Kreislauf-Erkrankungen unterstützen, da sie an der Senkung der Triglyceride und des »schlechten« LDL-Cholesterins im Blut sowie der Erhöhung des »guten« HDL-Cholesterins beteiligt sind.

Mit seiner leicht gerinnungshemmenden Wirkung trägt Knoblauch auch dazu bei, die Arterien sauber und frei von Ablagerungen zu halten. Dies hat er einer Substanz namens Ajoen zu verdanken, die offenbar stark blutverdünnend wirkt und annähernd mit der Wirkung einer schwach dosierten Aspirintablette (also der Acetylsalicylsäure) zu vergleichen ist.

Zur Bestätigung seiner enorm wohltuenden Wirkung finden wir Knoblauchkapseln und -konzentrate im Handel, die durchaus täglich eingenommen werden können und für die Interessenten geeignet sind, die der kulinarischen Verwendung dieses magischen Gewächses nicht allzu viel abgewinnen können.

Kommen wir nun zur *Zwiebel* – hier zum Glück ohne Tränen! Sie stammt aus Asien, wurde schon im 3. Jahrtausend v. Chr. von den Ägyptern sehr geschätzt, die sogar ihre Gräber mit Darstellungen von Zwiebeln schmückten, und von den Griechen nach Europa gebracht. Die Pflanze ist zweijährig: Im ersten Jahr werden Nährstoffe in der Zwiebel eingelagert, die dann im darauffolgenden Jahr der Entwicklung des Blütenstandes dienen.

Es gibt verschiedene Zwiebelsorten, deren Name Anbauzone, Form und Farbe verrät: Da gibt es in Italien beispielsweise die rote Cipolla di Tropea, die rote Cipolla di Acquaviva delle Fonti, die Cipolla di Suasa (aus der Gegend um Castelleone di Suasa), die kupferfarbene Cipolla ramata di Montoro, die diskusförmige Cipolla Borettana (typisch für die süßsauer eingelegten Zwiebeln), die kleine weiße Cipolla di Brunate, die Cipolla di Cannara sowie die süßen Zwiebeln. Im deutschsprachigen Raum findet man unter anderem die Sorten Rote Braunschweiger (rotfleischig), Stuttgarter Riesen (weißfleischig) und Zittauer Gelbe Riesen (weißfleischig).[8]

Ich möchte nun vom Wert dieses Gemüses für unsere Ernährung und unsere Gesundheit sprechen und dabei mit seinem auffälligsten Inhaltsstoff beginnen, dem Allylpropyldisulfid (ein äußerst schwieriges Wort, das wir nie beim Einkaufen verwenden werden, aber dennoch eine Erwähnung in diesem Kapitel verdient), also einer schwefelhaltigen Verbindung. Die schwefelhaltigen Inhaltsstoffe der Zwiebel, unter denen es besonders hervorsticht, können den Triglycerid- und Cholesterinspiegel im Blut senken und ein Verklumpen der Blutplättchen verhindern. Dies macht das Blut flüssiger und hilft, Blutgerinnseln sowie anderen Herz-Kreislauf-Erkrankungen vorzubeugen. Die Zwiebel enthält auch verdauungs- und stoffwechselfördernde Enzyme – also Fermente – im Überfluss. Und das ist noch nicht alles: Wir finden darüber hinaus Mineralstoffe wie Schwefel, Eisen, Kalium, Magnesium, Fluor, Calcium, Mangan und Phosphor sowie Vitamine, etwa Vitamin A, die Gruppe der B-Vitamine, Vitamin C und E. Sie enthält Flavonoide mit harntreibender Wirkung wie Querce-

---

8 Vgl. zum Beispiel http://de.wikipedia.org/wiki/Zwiebel

tin und zu guter Letzt Glukokinin, ein von der Forschung bestens untersuchtes blutzuckersenkendes Pflanzenhormon mit inzwischen bestätigter Wirkung. Kurz gesagt, sie ist ein Quell des Wohlbefindens.

Als ich mich über die Zwiebel informierte, habe ich entdeckt, dass sie offenbar eine Art Antibiotikum ist: Bei der Behandlung bakteriell infizierter Haut mit ihrem Saft zeigte sich eine regenerierende Wirkung. Bei einigen Atemwegserkrankungen empfiehlt sich Zwiebelsirup mit etwas Honig als ideales Heilmittel. Das Gurgeln mit Zwiebelbrühe lässt den Rachen abschwellen und ist bei Mandelentzündungen sehr hilfreich.

Allen, die unter Thrombosen leiden bzw. dafür anfällig sind, empfiehlt sich ihre Verwendung als stark blutdrucksenkendes, harntreibendes und entschlackendes Mittel. Wenn wir mit dem Problem des Mundgeruchs klarkommen, können wir auch ihre wurmtötende Wirkung nutzen: Die Zwiebel hilft gegen Spul- und Madenwürmer. Bei Diabetikern wirkt sie ferner leicht stärkend auf den Verdauungsapparat und den Körper im Allgemeinen: Sie unterstützt die Verdauung und die Aufnahme der Nahrung. Wer anhaltend unter Magenübersäuerung sowie Magen- und Zwölffingerdarmgeschwüren leidet, sollte allerdings lieber darauf verzichten. Da die Zwiebel die Stoffwechsel- und Entgiftungsfunktion der Leber anzuregen scheint, ist sie allen Menschen mit Lebererkrankungen zu empfehlen. Sie normalisiert die Darmflora und hemmt die Fäulnisprozesse, bei denen giftige Stoffe freigesetzt werden, die man mit Darmkrebs in Verbindung bringt.

Und wie steht es um die Schönheit? Wenn die Zwiebel so gut für unser Körperinneres ist, wie wirkt sie dann in der Kosmetik? Hier ist die Zwiebel an der Behandlung von Haarausfall beteiligt: Auf die Haut aufgebracht, unterstützt sie offenbar das Wachstum neuer Haare. Darüber hinaus macht sie die Haut zarter, schöner, und sie bekämpft Unreinheiten. Sie dient als Wirkstoff in Wund- und Heilsalben und kann die Breite von Schwangerschafts- oder Dehnungsstreifen merklich reduzieren.

Meine Empfehlungen für Ihre Küche

Und jetzt alle in die Küche – wir kochen eine gute Zwiebelsuppe! Damit sie schön andickt, sollten Sie nicht vergessen, ein paar Esslöffel Reismehl dazuzugeben.

Um Ihnen Tränen bei der Verarbeitung der Zwiebeln zu ersparen, empfehle ich, sie in einer Schüssel Wasser zu schälen und zu schneiden. Gilt Ihre Angst dagegen lediglich den Auswirkungen des Suppengenusses, also dem üblen Mundgeruch, rate ich, nach dem Essen eine oder zwei Gewürznelken zu kauen. Es wirkt tatsächlich!

 ### Zwiebelsuppe

600 g Zwiebeln
4 EL natives Olivenöl extra
1 TL Rohrzucker
30 g Reis- oder haushaltsübliches Mehl
1½ l Gemüsebrühe
Salz, Pfeffer

Zwiebeln in sehr dünne Ringe schneiden und bei mäßiger Hitze in einem antihaftbeschichteten Topf mit Olivenöl und

Rohrzucker anbraten. Aufpassen, dass nichts anbrennt! Sobald die Zwiebeln leicht anbräunen, das Mehl darübersieben. Ein paar Minuten lang vorsichtig umrühren.

Die heiße Gemüsebrühe zugeben und mindestens 30 Minuten bei mäßiger Hitze köcheln lassen.

Die fertige Zuppa di cipolle mit Salz und Pfeffer abschmecken. Nach Wunsch mit karamellisierten Zwiebeln garnieren: dazu Zwiebeln in sehr feine Streifen schneiden, 5 Minuten in kochendem Salzwasser blanchieren, etwa 5 Minuten in Olivenöl anschwitzen und zum Schluss 1 Teelöffel Rohrzucker, 1 Prise Salz und 2 Tropfen Aceto balsamico dazugeben.

Gefüllte Zwiebeln

Hier eine zweite Empfehlung, wie Sie die Vorzüge dieses wohltuenden Gemüses nutzen können. Es ist ein sehr einfaches Rezept, bei dem kein Abfall entsteht: Nichts wird weggeworfen!

6 schöne große Zwiebeln
1 rote Paprika
1 Bund frischer Schnittlauch
5 EL natives Olivenöl extra
5 EL Paniermehl
100 g geriebener Grana Padano oder Caprino-Frischkäse
Salz, Pfeffer

Zwiebeln schälen, den Boden (etwa ein Viertel) der Zwiebel abschneiden. Mit einem Kugelausstecher aushöhlen und das Zwiebelfleisch mit der entkernten Paprika, dem Schnittlauch, dem Öl, dem Paniermehl, dem Käse sowie Salz und Pfeffer im Universalzerkleinerer hacken.

Die Zwiebeln mit dieser köstlichen Mischung füllen und ungefähr 30 Minuten bei 200 Grad Celsius im Ofen überbacken.

Wenn Sie statt des Grana Padano den Caprino verwenden, wird die Füllung »weicher«, bekommt ein delikateres, intensiveres Aroma und einen kräftigeren Geruch. Der Grana Padano verleiht ihr einen klareren Geschmack, und wenn man die Zwiebeln damit überbackt, wird die Kruste knuspriger.

8. Vollkommen verkohlt – Tag für Tag von früh bis spät

Zu den geläufigsten italienischen Redensarten gehört der Ausdruck *come i cavoli a merenda* (»wie Kohl als Zwischenmahlzeit« im Sinne von »wie die Faust aufs Auge«). Er will zum Ausdruck bringen, dass etwas völlig inopportun ist – wie eben der Kohl, der sich so gar nicht als Imbiss eignen soll.

Das kann man zwar so sehen, doch wäre es sicher nicht schlecht, wenn wir ihn auch zwischendurch äßen. Denn in der Tat ist Kohl genau wie die Familie, zu der er gehört, ein regelrechter »Knaller« gegen oxidativen Stress.

Der Kohl gehört zur Familie der Kreuzblütengewächse, Gattung *Brassica*, das sind krautige Pflanzen mit großen Blättern. Der essbare Teil dieser Pflanze sind die Blätter – wie bei Weißkohl, Wirsing, Schwarzkohl, Rosenkohl – oder die noch nicht voll entwickelten Blütenstände, etwa bei Brokkoli, Stängel- und Blumenkohl.

Trotz des intensiven »Aromas«, das der Kohl beim Kochen verströmt und das nicht jedermann gerade wie den Duft von Eau de Cologne empfindet, ist er ein sehr wichtiges Nahrungsmittel, das sich dank seines typischen Geschmacks, seines geringen Kalorien- und seines hohen Vitamin- und Mineralstoffgehalts hervorragend für eine kulinarische Hauptrolle eignet.

Alle Kohlsorten enthalten beachtliche Mengen Vitamin C, Folsäure, Ballaststoffe und Kalium sowie besondere Stoffe wie die Thiooxazolidone, welche die Schilddrüsenfunktion hemmen, aber auch Sulforaphan, dem zusammen mit den Isothiocyanaten eine schützende Wirkung gegen Darmkrebs bescheinigt wird. Kurz gesagt ist die im Italienischen gebräuchliche Redewendung, man möge sich um seinen »eigenen Kohl« kümmern, auch im wörtlichen Sinne eine hervorragende Empfehlung, wenn es um die Ernährung geht, denn er tut wirklich gut!

Der Geruch von gekochtem Kohl stört mich nicht weiter. Um ihm sein kräftiges Aroma zu nehmen, für das die Schwefelverbindungen verantwortlich sind, empfehle ich jedoch, ein halbes Glas Milch ins Kochwasser zu geben. Dies wird Ihre Nase zwar nicht völlig schonen, aber für merkliche Linderung sorgen.

Um beim Garen den gesamten Nährwert zu erhalten, sollte man den Kohl nicht länger als 20 Minuten kochen oder dämpfen. Damit schlagen wir zwei Fliegen mit einer Klappe: Wir bewahren die Vitamine und reduzieren die Geruchsentwicklung.

Hier eine Auswahl wichtiger Kohlsorten:

Broccoletti: Hier handelt es sich um die kleinen Blütenbüschel von Brokkoli und Stängelkohl. Sie haben einen erstaunlich hohen Vitamin- und Mineralstoffgehalt.

Brokkoli: Der Brokkoli (Spargelkohl) hat einen kurzen Stiel, kräftig grüne Blütenstände und weißliche Blüten. Sie ähneln denen des Blumenkohls, sind aber erheblich kleiner.

Der Brokkoli hat Ähnlichkeit mit dem Blumenkohl. Er unterscheidet sich durch die blaugrüne Farbe seiner Blütenköpfe und die kleinen Seitenknospen, die sogenannten Broccoletti.

Blumenkohl (Karfiol): Der Blumenkohl wird auch »Käse-«, »Blüten-«, »Trauben-«, »Minarett-« oder »Italienischer Kohl« genannt und ist eine der am weitesten verbreiteten Kohlsorten. Essbar sind die fleischigen Blütensprossen, die in der Phase der Reifung einen festen Kopf bilden.

Blumenkohl kann verschiedene Schattierungen haben: weiß, cremeweiß oder gar violett. Er findet breite Verwendung in der Küche und kann im Rahmen des ersten Gangs, als Beilage oder Suppe serviert sowie in Essig oder Öl eingelegt werden. Haben Sie schon einmal eine Blumenkohlcremesuppe gegessen? Das sollten Sie sich nicht entgehen lassen! Beträufeln Sie sie vor dem Servieren mit etwas nativem Olivenöl extra und garnieren Sie sie mit getrockneten Shiitake-Pilzen, die Sie mit 1 Esslöffel nativem Olivenöl extra und 3 Knoblauchzehen kurz in einer antihaftbeschichteten Pfanne geschwenkt haben. (Achten Sie darauf, dass die Pfanne weder abgenutzt noch zerkratzt ist, denn das wäre gesundheitsschädlich.) Shiitake ist eine Pilzart aus dem Fernen Osten, deren Name sich aus zwei japanischen Begriffen zusammensetzt: *shii* (»Pasaniabaum«) und *take* (»Pilz«), weil er spontan am Fuße von Scheinkastanien wächst. Er ist nicht nur von erlesenem Geschmack, sondern auch außerordentlich nahrhaft. In China galt er in der Ming-Dynastie als »Langlebigkeitselixier«.

Shiitake wird seit Jahren unter den Mikroskopen und in den Reagenzgläsern vieler Wissenschaftler untersucht, da sich einige seiner Inhaltsstoffe bei der Behandlung bestimmter Krebsarten (Leukämie und Brustkrebs), zur Senkung des Cholesterinspiegels, zur Stärkung des Immunsystems und hier vor allem in der Virenbekämpfung als wirksam erwiesen haben. Shiitake-Extrakte werden auch in der Kosmetikindustrie zur Herstellung von »Anti-Aging-Cremes« verwendet.

In seinem Buch *L'alimentazione naturale* (Oscar guide Mondadori, 1999) schreibt Nico Valerio, der einwöchige Genuss von täglich 90 Gramm Shiitake-Pilzen könne den Cholesterinspiegel (gesunder Menschen im Durchschnitt) um 12 Prozent senken und die Schäden neutralisieren, die eine schlechte Ernährung durch den Verzehr gesättigter Fette anrichtet.

Rosenkohl: In der Literatur heißt es, die *cavolini di Bruxelles* seien italienischen Ursprungs und erst im zweiten Takt mit den Römern nach Belgien gelangt. Wer weiß, wie es wirklich war ...

Der Vitamin-E-Gehalt des Rosenkohls, der auch im Englischen der Stadt Brüssel zugeordnet wird *(Brussels sprouts)*, ist deutlich höher als der des Brokkolis.

Weißkohl: Die Blätter dieses Kohls bilden einen großen, festen Kopf, der verschiedene Farben haben kann: weiß, rot, grün, violett. (Dies kann in der Küche sehr dekorativ sein!)

Die Blätter sind besonders knackig und können roh oder gekocht verzehrt werden. Sauerkraut ist in großen Holzfässern vergorenes und gekochtes Weißkraut.

Schwarz- oder Palmkohl: Die Blätter dieser Pflanze sind kraus, länglich und von sehr dunklem Grün.

Wirsing: Seine krausen grünen Blätter formen einen kompakten, aber weniger festen Kopf als bei Weiß- oder Rotkohl. Sie enthalten einen seltenen Wirkstoff, der die Magenwände vor Schäden schützt. Man kann Wirsing auch roh verzehren, er wird jedoch hauptsächlich zur Zubereitung von Suppen oder Eintöpfen verwendet oder (wie etwa im Falle der lombardischen *Cassoeula*) mit dem Fleisch geschmort.

Stängelkohl: Bei den *cime die rapa* handelt es sich um die geschlossenen Blütenknospen der *Brassica campestris cymosa*. Verzehrt werden sowohl die zarten Blätter als auch die Blüten. Sie müssen vor dem Genuss gekocht werden und schmecken scharf und etwas bitter.

Der Stängelkohl ist ein natürliches Entgiftungsmittel für den Körper und enthält zudem sehr viel Calcium, Eisen, Phosphor, Vitamin C, A und B_2. Erinnern wir uns daran, dass die Toxine bei Reinigungs- und Entgiftungsprozessen über die sogenannten Ausscheidungsorgane entfernt werden: Haut, Nieren, Leber, Darm und Lunge.

Eine Familie gegen den Stress

Betrachten wir diese gesunde Gruppe, deren Eigenschaften im Hinblick auf Ernährung und Funktionalität sie zu einer regelrechten Vorzeigefamilie machen, nun noch einmal aus wissenschaftlicher Sicht.

Ich habe zu Beginn angedeutet, wie wichtig der Kohl ist, da er den oxidativen Stress für unsere Körperzellen reduzieren kann. Aber was versteht man eigentlich unter oxidativem Stress?

Dieser Begriff bezeichnet die besondere Situation der Veränderung des normalen Gleichgewichts in der Zelle zwischen den oxidativen Substanzen, die im Rahmen der Stoffwechselprozesse physiologisch entstehen (den sogenannten freien Radikalen), und dem antioxidativen Schutzsystem, das sie neutralisiert.

Die Oxidation ist eine chemische Reaktion, bei der eine bestimmte Substanz Elektronen auf ein Oxidationsmittel überträgt. Im chemischen Zusammenhang wird dies als »Redoxreaktion« bezeichnet. Oxidationsvorgänge sind für das Leben zwar einerseits von grundlegender Bedeutung, können andererseits aber auch schädlich sein. Aus diesem Grund unterhalten Pflanzen und Tiere komplexe Systeme aus vielen verschiedenen Antioxidanzien, also chemischen Substanzen (Molekülen, Ionen, Radikalen), welche die Oxidation anderer Stoffe verlangsamen oder verhindern.

Wenn die oxidativen Substanzen überwiegen, der Antioxidanzienspiegel zu niedrig ist oder die Funktion der antioxidativen Enzyme unterbunden wird, kippt das Gleichgewicht, und es entsteht oxidativer Stress. Dies kann dazu führen, dass die Zellen Schaden nehmen oder vernichtet werden.

Die verschiedensten physiologischen und krankhaften Prozesse wie Entzündungskrankheiten, Infektionen, Tumorbildung, Alterung, Zellreparaturprozesse, Strahlung und so fort können einen Zuwachs an oxidativen Substanzen bewirken.

Sind zu viele freie Radikale im Umlauf, kann dies zu pathologischen Veränderungen wie Apoptose (Selbstzerstörung der Zelle), unkontrollierter Proteolyse (Abbau von Proteinen), Erbgutveränderungen und Lipidperoxidation führen (die Lipidperoxidation schädigt die Zellmembranen).

Da oxidativer Stress möglicherweise die Ursache vieler Krankheiten beim Menschen ist, wurde die pharmakologische Verwendung von Antioxidanzien intensiv erforscht, vor allem im Rahmen der Behandlung von Schlaganfällen und neurodegenerativen Erkrankungen. Bislang ist allerdings nicht bekannt, ob der oxidative Stress Ursache oder Folge dieser Krankheiten ist.

So oder so ist schnell erklärt, warum es so wichtig ist, Lebensmittel auf den Speiseplan zu setzen, die eine stark antioxidative Wirkung haben, also einer Schädigung der DNS, der Proteine, Kohlenhydrate und Fette entgegenwirken.

Vielen Nahrungsergänzungsmitteln werden Antioxidanzien zugesetzt, in der Hoffnung, damit die körperliche Gesundheit erhalten und Erkrankungen wie Krebs und koronare Herzkrankheit verhindern zu können.

Wissenschaftler der britischen Oxford University haben siebzehn Jahre lang eine Gruppe von 10 000 Personen untersucht. Ihre Forschungen ergaben, dass diejenigen, die sich vegetarisch ernährt hatten, eine um 15 Prozent geringere Wahrscheinlichkeit hatten, an Krebs zu erkranken.

Der Grund dafür ist einfach: Viele Pflanzen enthalten große Mengen antioxidativer Substanzen. Das National Cancer Institute, ein US-amerikanisches Krebsforschungszentrum, finanzierte eine Studie, die folgende Entdeckung ermöglichte: Bei Männern, die mindestens einmal die Woche Blumenkohl oder Brokkoli verzehren, sinkt die Wahrscheinlichkeit, an Prostatakrebs zu erkranken, um bis zu 49 Prozent. Während des Kochvorgangs wird eine Substanz namens Raphanin freigesetzt, die zur Familie der Glucosinolate (oder Senfölglycoside) gehört, welche auch zur Vorbeugung von Darmkrebs beitragen.

Der Kohl zählt wie die meisten Kreuzblütengewächse zu den calciumreichsten Gemüsesorten. Mit dem Thema »Calcium« werden wir uns später noch beschäftigen. An dieser Stelle widmen wir uns weiterhin der Frage der Antioxidanzien und sehen uns die Gruppe der Vitamine an, die in dieser Hinsicht am wichtigsten sind.

Zu den bedeutendsten Antioxidanzien gehören Vitamin C, A, E, Beta-Carotin, Epigallocatechingallat (EGCG), Flavonoide, Anthocyane, Allicin, Curcumin, Polyphenole, Lycopin und Terpene (Isoprenoide).

Die Vitamine spielen eine wesentliche Rolle im Zellstoffwechsel, sind an der Regulation der Hormon- und Antikörperproduktion beteiligt und wachen über die strukturelle Integrität der Zellen. Es gibt wasser- und fettlösliche Vitamine: Die wasserlöslichen finden sich im wässrigen Teil der Nahrungsmittel, werden im Körper nur in geringen Mengen gespeichert und sind hitzeempfindlich (das heißt, sie reagieren empfindlich auf Wärmebehandlungen wie Kochen). Zu den wasserlöslichen Vitaminen gehören Thiamin (Vitamin B_1), Riboflavin (Vitamin B_2), Niacin (Vitamin B_3 oder PP), Pantothensäure (Vitamin B_5), Pyridoxin (Vitamin B_6), Biotin (Vitamin H), Folsäure (Vitamin B_9), Vitamin B_{12} sowie die Ascorbinsäure (Vitamin C).

Neben den Kreuzblütengewächsen (in erster Linie dem Brokkoli, gefolgt von Schwarz-, Blumen-, Weiß- und Stängelkohl) haben auch Lauch, Rüben, Wirsing, roter Radicchio, Umeboshi (die sogenannten »japanischen Pflaumen«), Radieschen, rote Zwiebeln, grüner Tee, blaue Trauben, Erdbeeren, Brombeeren, Heidelbeeren, Himbeeren, Kirschen, Knoblauch, Kurkuma, natives Olivenöl extra, Tomaten, Spargel, Grapefruit, Orangen, Zitronen und rote Paprika eine stark antioxidative Wirkung. Einige dieser Nahrungsmittel sind uns bereits begegnet, andere werden wir in den folgenden Kapiteln kennenlernen.

Jetzt aber alle an die Töpfe: Wir kochen eine gesunde Ribollita, die berühmte toskanische Gemüsesuppe aus Bohnen,

Schwarzkohl, Wirsing, Lauch, Kartoffeln, Karotten und altbackenem Brot.

Meine Empfehlungen für Ihre Küche

Ich präsentiere Ihnen nun mein absolutes Leibgericht, in dem der Kohl die Hauptrolle spielt. Die Toskaner – einschließlich meines Schwiegervaters – mögen mir die Anmaßung verzeihen, wenn ich eine von einem Mailänder gekochte Ribollita[9] als köstlich bezeichne.

 ### Toskanische Ribollita

1 Zwiebel
natives Olivenöl extra
1 Schwarzkohl
1 Wirsing
1 Bund Mangold
3 Lauchstangen
3 Kartoffeln
2 Selleriestangen
2 abgezogene Tomaten
1½ l Wasser
Salz
500 g Cannellinibohnen aus der Dose
Pfeffer

---

9 Vom italienischen Verb *ribollare* für »aufwärmen«, wörtlich »erneut kochen«

Zwiebel in dünne Scheiben schneiden, in Olivenöl anbraten. Nach und nach das übrige grob geschnittene frische Gemüse zugeben und bei sanfter Hitze ungefähr 10 Minuten anschwitzen. Wasser, Salz, die Hälfte der Cannellinibohnen (einschließlich der Flüssigkeit) zugeben. Die andere Hälfte im Mixer pürieren, mit Pfeffer würzen und in die Suppe geben.

Mit Salz und Pfeffer abschmecken und bei geringer Hitze ungefähr 2 Stunden kochen lassen. Die Ribollita wird auf altbackenem oder im Ofen geröstetem Weißbrot nach toskanischer Art serviert … Sie schmeckt aber auch ohne!

Ich persönlich mag kein aufgeweichtes Brot und esse es deshalb lieber leicht getoastet und noch warm dazu.

Blumenkohl-Brokkoli-Carpaccio

Eine Alternative zur Ribollita, um in den Genuss der im Kohl enthaltenen Nährstoffe zu kommen, ist dieses Blumenkohl-Brokkoli-Carpaccio. Haben Sie so etwas schon einmal gegessen? Nein? Dann aber schnell! Nicht nur Kohlliebhaber werden aufs Angenehmste überrascht sein.

1 Blumenkohl
1 Brokkoli
1 Lauchstange
1 EL Kapern
1 Handvoll getrocknete Tomaten
1 Knoblauchzehe
Thymianzweige
natives Olivenöl extra
Aceto balsamico
Salz, Pfeffer

Blumenkohl und Brokkoli waschen, in Stücke schneiden und feste Teile in hauchdünne Scheiben hobeln. Blütenknospen beiseitestellen. Sie würden beim Schneiden zerbröseln, sind aber die perfekte Dekoration für Ihr Carpaccio! Lauch in feine Streifen schneiden und beiseitestellen.

Kapern, getrocknete Tomaten, Knoblauchzehe und Thymian mit ein paar Esslöffeln nativem Olivenöl extra im Universalzerkleinerer fein hacken.

Blumenkohl- und Brokkolischeiben abwechselnd auf einem Teller anrichten, sodass ein weiß-grünes Farbenspiel entsteht. Mit dem in feine Streifen geschnittenen Lauch bestreuen.

In der Mitte mit den »Brokkolibröseln« dekorieren und mit nativem Olivenöl extra, Aceto balsamico, Salz, Pfeffer und vor allem der soeben zubereiteten Mischung aus Kapern, Tomaten, Knoblauch und Thymian anmachen.

9. Kräftiges Tafelgrün – Gesundheit aus dem Kräutergarten

Es sorgt nicht nur für höchste Gaumenfreuden, sondern ist auch unserer Gesundheit zuträglich, wenn wir frischem Grün in der Küche den Platz einräumen, der ihm gebührt. Die Rede ist von jenen aromatischen Kräutern, die als Geschenke der Natur selbst einem Gericht, das auf den ersten Blick gewöhnlich daherzukommen scheint, den letzten Schliff geben und es zu einer ausgesprochenen Delikatesse machen können.

Ich schwärme für Salbei-Frittata mit frischem Schnittlauch angemachten Käse und mit Rosmarin und Lorbeer aromatisierte Suppen und Eintöpfe. Vergessen wir auch nicht das köstliche Pesto alla genovese, dessen Grundlage Basilikum ist. Und wie wäre es mit einem aromatischen Pfefferminztee? Kennen Sie alle seine Vorzüge?

Hier also kommen Basilikum, Schnittlauch, Kresse, Minze, Salbei, Rosmarin, Thymian (von dem bereits im Gewürzkapitel die Rede war), Oregano, Rucola und Petersilie: eine wahrlich reizvolle grüne Vielfalt!

Man sollte sie stets in ausgewogen gleichbleibendem Umfang in der Küche verwenden, ohne dass man dabei freilich das im Jahr 812 von Karl dem Großen in einem Erlass geforderte Niveau anstreben müsste, der den Anbau von über siebzig verschiedenen Pflanzen verlangte!

Eine Empfehlung: Dosiert und eingefroren bewahren sie ihren Duft und ihr Aroma. Im Kühlschrank verlieren sie dagegen schnell ihre typischen sensorischen Eigenschaften.

Basilikum: Ocimum basilicum ist eine einjährige, hocharomatische Pflanze aus dem tropischen Asien, die zwischen 20 und 80 Zentimeter groß werden kann. Am aromatischsten sind die jüngsten und damit kleinsten Blätter.

In Indien gilt die Basilikumpflanze als heilig. In Frankreich trägt sie genau wie im antiken Griechenland einen königlichen Namen: *erbe royale*.

Primärer Verwendungszweck ist zweifellos in der Küche zur Zubereitung verschiedener Würzsoßen, darunter auch unser heißgeliebtes Pesto alla genovese, das unbedingt von Hand im Mörser und nicht mit dem elektrischen Mixer und seinen Stahlklingen zubereitet werden sollte.

Wie bei den meisten Kräutern empfiehlt es sich, warme Gerichte erst nach dem Kochen mit Basilikum zu würzen, um seinen Geschmack und seinen Duft zu erhalten. Am besten ist es zweifellos, frisches Basilikum zu verwenden und mit den Fingern zu zerrupfen. Die Klinge eines Messers würde die Blätter so stark oxidieren, dass sie ihr intensives Aroma verlieren.

Der Saft der Blätter eignet sich hervorragend zur Mückenabwehr.

Basilikum hat unter anderem eine anregende, krampflösende, harntreibende, antiseptische, entzündungshemmende und verdauungsstärkende Wirkung. Letztere ist auf das in den frisch gesammelten Blättern enthaltene ätherische Öl zurückzuführen, das zudem Bauchkrämpfe beruhigt, Luftschlucken lindert – auch wenn es nervös bedingt ist – sowie Magen und Dünndarm beruhigt, wo es schnell aufgenommen wird. Seine positive Wirkung lässt sich zumindest teilweise nutzen, wenn man die eigenen Gerichte mit einem guten Basilikumöl verfeinert.

Wie man dies zubereitet? Ganz einfach: 1 Bund frisches, gewaschenes, getrocknetes und (nur mit den Händen) zerrupftes Basilikum mindestens 3 Wochen lang mit 1 Liter nativem Olivenöl extra ansetzen. Die Basilikumstücke herausfiltern und den Vorgang mit einem neuen Bund wiederholen. Noch einmal filtern, und schon haben Sie ein stark duftendes Olivenöl mit vielen wohltuenden Eigenschaften!

An dieser Stelle möchte ich Ihnen eine, gelinde gesagt, sensationelle Salsa al basilico empfehlen, die hervorragend zu gegrillten Zucchini oder gekochtem Dinkel schmeckt. (Ich habe sie im vergangenen Jahr bei einem Picknick präsentiert und großen Erfolg damit gehabt. Ich erinnere mich, auch in kleine Würfelchen geschnittenen Quartirolo-Lombardo-Käse untergemischt zu haben.) 30 Gramm Basilikumblätter mit 30 Gramm Pinienkernen, 5 Esslöffeln nativem Olivenöl extra und 1 Prise schwarzem Pfeffer zerkleinern. Das müssen Sie probieren!

Schnittlauch: Allium schoenoprasum ist eine ausdauernde krautige Pflanze aus der Familie der Liliengewächse. Sie ist in den kalten, feuchten Zonen Europas zu Hause und wächst mit Vorliebe in einer Höhe von über 600 Metern. Es heißt, die Kelten hätten an dieses Kraut der tausend Tugenden »geglaubt« und ihm magische Kräfte zugeschrieben: Wer sich mit der ganzen Pflanze einrieb, konnte jeden Zauber der »bösen Gnome« aus dem Wald brechen.

Der anspruchslose Schnittlauch gedeiht auf kalkhaltigen, leicht feuchten Böden und an sonnigen Fleckchen. Er wird kaum von Parasiten befallen und kennt so gut wie keine Krankheiten durch Schädlingsbefall: Wegen dieser »Abwehrwirkung« ist die Pflanze ein optimaler Schutz für die anderen Gewächse in ihrer Nähe.

Schnittlauch ist sehr würzig, erinnert geschmacklich an die Zwiebel, hat aber ein sehr viel feineres Aroma.

Schnittlauch ist für seine harntreibenden, blutzuckersenkenden, hustenlösenden, abführenden, heilenden, antiseptischen, herzstärkenden und anregenden Eigenschaften berühmt. Er enthält auch viele Vitamine und Spurenelemente, unter anderem herzstärkendes Kalium sowie Calcium, Magnesium und Eisen, aber auch die Vitamine A, B und C: 100 Gramm Schnittlauch decken den Tagesbedarf (75 Milligramm) an Vitamin C.

Ich beschließe diesen Abschnitt mit einer Salsa aus Schnittlauch, die Sie sich zu gegrillten Paprika oder einem kleinen Salat aus Radicchio und Feldsalat vorstellen sollten: spektakulär! Schnittlauch in sehr dünne Ringe schneiden. Mit 5 Esslöffeln nativem Olivenöl extra und 2 gehackten Knoblauchzehen ungefähr 10 Minuten in einer kleinen antihaftbeschichteten Pfanne dünsten. 2 Esslöffel Aceto balsamico unterrühren und abkühlen lassen.

Kresse: Die Brunnenkresse, auch bekannt unter der Bezeichnung *Nasturtium* (das bedeutet in etwa: »Ihr beißender Geruch nötigt zum Rümpfen der Nase«), ist eine Pflanze aus der Familie der Kreuzblütengewächse. Ihr Stängel befindet sich größtenteils unter Wasser, ihre Blätter können glattrandig oder gezackt sein.

Die Bezeichnung »Kresse« umfasst eine ziemlich weitläufige Pflanzengruppe, die unter anderem Arten wie den Mönchsbart *(Salsola soda)*, der im Aussehen dem Schnittlauch ähnelt, und das für seinen hohen Vitamin-C-Gehalt berühmte echte Löffelkraut umfasst.

Obgleich die Kresse keine besonders große Rolle in unserer Ernährung spielt, verfügt sie über interessante therapeutische Eigenschaften. Am stärksten ist ihre entschlackende, harntreibende, schleimlösende, hautdurchblutungsfördernde und vitaminisierende Wirkung. Wegen ihres hohen Gehalts an Vitamin C, A, B_2, B_3 oder PP, E, Beta-Carotin, Kalium, Calcium, Phosphor, Eisen, Kupfer, Jod und Schwefel ist sie im Rahmen vieler spezieller Ernährungsformen besonders angezeigt.

Kresse findet auch in der Kosmetik Verwendung: Sie regt die periphere Durchblutung an und wird deshalb gegen Haarausfall eingesetzt. Dazu wird aus dem frischen Saft und Alkohol eine Einreibung hergestellt.

Kresse sollte immer frisch verzehrt werden, da sie beim Trocknen einen großen Teil ihrer wohltuenden Eigenschaften verliert. Denken Sie auch daran, dass sie niemals gekocht werden darf!

Mit ihrem typischen, leicht scharfen und angenehmen Aroma verleiht sie Salaten und anderen Gerichten mit Rohkostanteil wie Sandwiches und Vorspeisen eine einzigartige Note.

Rucola: Die Rauke gehört zur Familie der Kreuzblütengewächse *(Cruciferae)*. Die Ursprünge dieser ausdauernden krautigen Pflanze liegen in Mittel- und Südeuropa sowie im

Mittelmeerraum, und sie ist in allen Regionen Italiens verbreitet. Gezüchteter Rucola ist süßer als wilder, der sehr viel schärfer und kräftiger schmeckt.

Die Rauke enthält Senfölglycoside. Was heißt, dass sie wohltuende Eigenschaften besitzt, wobei besonders die entschlackenden, verdauungsfördernden, anregenden, stärkenden und feuchtigkeitsspendenden Wirkungen hervorstechen. Sie regt den Appetit an und bekämpft Blähungen. Ihre harntreibende und entgiftende Wirkung wird deutlich, wenn man sie mindestens 15 Tage lang täglich verzehrt. Diese Vitamin-C-reiche Pflanze kann auch dazu beitragen, Skorbut zu verhindern. Sie hilft, einen kraftlosen, geschwächten oder genesenden Organismus zu stimulieren.

In der Kräuterkunde wird ihre Verwendung als Beruhigungs- und Stärkungstee empfohlen: Dazu benötigt man eine faustgroße Menge Rucola, etwas Minze und einige Blütenspitzen des Bohnenkrauts. Pur bekämpft sie Heiserkeit, Nebenhöhlen- und Kehlkopfentzündung.

Minze: Die Minze gehört zur Familie der Lippenblütler *(Lamiaceae)* und ist auf unserem gesamten Kontinent, aber auch in Afrika und Asien zu Hause. Sie wächst im Halbschatten und fürchtet niedrige Temperaturen nicht allzu sehr.

Minze ist gleichbedeutend mit Frische. Ihr Wirkstoff Menthol (ein aus der Minze selbst gewonnener Alkohol) wurde offenbar gegen Ende des 18. Jahrhunderts in den Niederlanden entdeckt.

Menthol regt den Magen an und wirkt bei Magen-Darm-Problemen krampflösend. Diese wertvollen grünen Blättchen enthalten die vielzitierten Flavonoide mit karminativer, also blähungstreibender Wirkung. Sie sorgen auch für eine gute

Verdauung, indem sie auf die Nervenendigungen der Magenwand wirken und einen Reflex auslösen, auf diese Weise den Appetit anregen und die Verdauung fördern. Dank ihrer antiseptischen Eigenschaften hemmen sie darüber hinaus Gärungsprozesse im Darm. Aus diesem Grund wird die Minze in den arabischen Ländern häufig als Getränk zu den Mahlzeiten serviert.

Wegen ihrer schmerzstillenden Wirkung, die in den letzten Jahren ausgiebig erforscht wurde und von der inzwischen viel in der Literatur berichtet wird, ist ihre Verwendung in Fällen von Übelkeit, Erbrechen, allgemeiner Erschöpfung, Schlaflosigkeit, Kopf- und Zahnschmerzen sowie leichter Nervosität angeraten.

Auch hier empfehle ich eine Salsa, die Salsa alla menta. Ich habe sie mir ausgedacht, um ein Glas grüner Oliven, das bereits seit einigen Tagen offen war, sowie die allerletzten Blättchen meiner Minze aufzubrauchen …

Sie schmeckt hervorragend zum Aperitif auf geröstetem Sonnenblumenvollkornbrot: 100 Gramm grüne Oliven, 10 Minzblätter und 3 Esslöffel Sesamöl im Universalzerkleinerer fein hacken. Fertig ist die blitzschnell zubereitete aromatische und leckere Salsa!

Oregano: Der Oregano, eine typisch mediterrane Pflanze, heißt eigentlich *Origanum vulgare* und ist … die Krönung jeder Tomatenpizza oder jedes Insalata Caprese.

Seine wurmabtreibende und pilztötende Wirkung hat der Oregano phenolischen Verbindungen wie Thymol und Carvacrol zu verdanken. In der Volksmedizin wird er gemeinhin als stärkendes und anregendes Mittel bei depressiven Verstimmungen aller Art eingesetzt.

Aus den kleinen Blättchen dieser Pflanze lässt sich eine Salsa all'origano zubereiten, die eine wahre Köstlichkeit zu gegrillten Auberginen ist. Die optimale Verbindung aber geht sie mit Kirschtomaten ein, die mit einem Messer eingeschnitten (ein kleiner Schnitt von etwa 1 Zentimeter genügt) und bei 80 Grad Celsius etwa eine halbe Stunde im Ofen gebacken werden: 5 Esslöffel natives Olivenöl extra, 1 Esslöffel Apfelessig, 1 Prise Salz und 2 Prisen Oregano im Universalzerkleinerer mischen. Wenn Sie das Gemüse bereits am Vortag mit dieser Salsa marinieren, schmeckt es noch besser!

Rosmarin: Der Name »Rosmarin« bedeutet »Tau des Meeres«, denn dieser immergrüne Strauch ist für die Mittelmeerküsten charakteristisch, wo er hohe Hecken bildet. In der Küche findet er in herzhaften Backwaren sowie zum Würzen von Kartoffel- und Fleischgerichten Verwendung.

Rosmarinextrakt hat eine allgemein bekannte antioxidative Wirkung, das ätherische Rosmarinöl wirkt antimikrobiell. Rosmarin enthält vor allem Pinen, Borneol, Cineol und Kampfer, die stark desinfizierend wirken und bei Blasenentzündungen und Lebererkrankungen hilfreich sind.

Petersilie: Woher kommt die italienische Redensart *essere come il prezzemolo*, »wie Petersilie«, also »überall und nirgends präsent sein«? Nun, weil sie nicht nur auf der Apenninenhalbinsel, sondern in ganz Europa das wichtigste und am häufigsten verwendete Küchenkraut ist.

Die Petersilie ist eine aromatische Pflanze aus der Familie der Doldenblütler *(Apiaceae)*. Es gibt zwei Kulturformen: die in Italien angebaute glatte und die in Großbritannien kultivierte krause Petersilie. Sie wird hauptsächlich fein gehackt zum Beispiel in der Salsa verde (Grüne Soße) verwendet, die man zu gekochtem Rindfleisch oder Kartoffeln und Hackbraten serviert.

Petersilie ist reich an Vitamin C, A, B, Calcium und Eisen. Sie wirkt harntreibend, abführend und entschlackend. Sie regt erwiesenermaßen die Gebärmuttermuskulatur an: Petersilienabsud reguliert den weiblichen Zyklus und lindert Menstruationsbeschwerden. In großen Mengen verwendete man das Kraut früher sogar zur Abtreibung. Auch eine gefäßerweiternde Wirkung wurde beobachtet.

Salbei: Der Salbei ist ein immergrüner Halbstrauch. Er eignet sich besonders zum Würzen von Fleisch und gedämpftem Fisch. Seine Blätter enthalten ungefähr 3 Prozent ätherische Öle, darunter Borneol, Cineol und Kampfer. Er wirkt verdauungsfördernd, antiseptisch und ist ein (starkes) natürliches Antioxidans. Salbei enthält Phenolsäuren, die die Gallenblase anregen und den Blutzuckerspiegel senken. Salbeiaufgüsse helfen hervorragend gegen Nachtschweiß.

Meine Empfehlungen für Ihre Küche

Das erste Rezept ist eine gute Alternative zum üblichen Pesto … aber schon im zweiten kehrt König Basilikum in all seiner Pracht zurück!

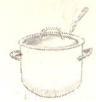 ## Rucola-Mandel-Pesto

100 g Rucola
20 g geriebener Grana Padano
50 g abgezogene und geröstete Mandeln
100 ml natives Olivenöl extra
30 ml Sesamöl
1 geschälte Knoblauchzehe
Salz

Alle Zutaten im Universalzerkleinerer zu einem Pesto verarbeiten. Falls die Mischung nicht die gewünschte Konsistenz hat, noch etwas Öl zugeben.

 ## Basilikumschiffchen

Um in den vollen Genuss all seiner Eigenschaften zu kommen, sollten wir Basilikum frisch verzehren!

10 große Basilikumblätter
1 Bund frischer Schnittlauch
5 getrocknete Tomaten
1 Handvoll eingelegte Kapern
50 ml natives Olivenöl extra
300 g Robiola oder Caprino
Salz, Pfeffer

Basilikumblätter waschen und gut trocknen. Schnittlauch in kleine Ringe schneiden und beiseitestellen. Getrocknete Tomaten in lauwarmem Wasser einweichen, gut trockentupfen und in kleine Stücke schneiden.

Tomaten, Kapern, Olivenöl und Schnittlauch in einer kleinen Schüssel mischen. Gut vermengen und den Käse – ob Caprino oder Robiola – dazugeben.

Die 10 Basilikumblätter wie kleine Schiffchen mit dieser schmackhaften Mischung füllen.

Einen Olivenölspiegel auf einen Teller geben und die Basilikumschiffchen darauf anrichten. Salzen und pfeffern. Mit diesem Gericht werden Sie Freunde, Verwandte – oder auch sich selbst beeindrucken!

10. Spinat: grünes Blut, grüner Geist

Wenn 100 Gramm Gemüse nur etwa 20 Kilokalorien (84 Kilojoule) haben, ist sicher vom Spinat die Rede! Er eignet sich hervorragend zur kalorienarmen Ernährung und liefert trotzdem Vitamine, Proteine und Mineralstoffe en masse.

Allem Anschein nach brachten die Araber den Spinat um das Jahr 1000 nach Europa. Es könnten auch die Kreuzritter gewesen sein. Anbau und Verzehr erreichen aber erst im 19. Jahrhundert eine größere Bedeutung, obwohl er bereits im 16. Jahrhundert in Florenz von den Benediktinerschwestern angepflanzt wurde. In der Literatur (und im Internet) heißt es, als Caterina de' Medici Florenz verließ, um den späteren König Heinrich II. von Frankreich zu ehelichen, soll sie Köche mitgenommen haben, die den Spinat auf erhabene Weise zu »behandeln« wussten, da er ihr Lieblingsgemüse war. Dies ist offenbar auch der Grund dafür, dass in der klassischen französischen Küche alle Speisen, die auf einem Spinatbett angerichtet werden, die Bezeichnung *à la florentine* tragen.

Erinnern wir uns nun an den spinatvertilgenden Matrosen Popeye, den Geliebten Olivias, der von den amerikanischen Dosenspinatherstellern erdacht und erschaffen wurde, um den Absatz ihres Produktes zu forcieren und sein Ansehen in den

Augen der Kinder zu steigern. Aber wie viel von den behaupteten Attributen ist wahr? Nun gut, Spinat enthält Eisen (3,4 Milligramm pro 100 Gramm). Doch da ist er keineswegs das einzige Gemüse und auch nicht das mit dem höchsten Gehalt ... 100 Gramm Hülsenfrüchte enthalten im Durchschnitt 7,5 Milligramm Eisen, Spinat dagegen nur ungefähr die Hälfte. Und dann wären da noch Aprikosen und Trockenfrüchte, mit denen wir uns aber erst später genauer beschäftigen werden.

Außerdem frage ich mich, weshalb der Büchsenspinat das alleinige Vorrecht Popeyes war und nicht auch seiner geliebten Olivia zugute kam. Schließlich enthält er neben Eisen noch Folsäure oder Vitamin B_9 oder Folat, das gut für Frauen im gebärfähigen Alter ist, da es die Reifung der Eizellen, ihre spätere Einnistung sowie das Wachstum der Plazenta unterstützt! Auch Männer brauchen Folsäure: Sie fördert die Spermienbildung. Aus diesen Gründen ist es sehr wichtig, bei der Ernährung auf eine ausreichende Vitamin-B_9-Zufuhr zu achten.

Der Spinat ist das Gemüse mit dem höchsten Folsäure- bzw. Folatgehalt. Danach folgen alle grünen Blattgemüse, also Salat und Brokkoli, sowie Hülsenfrüchte, Eier und Innereien wie Nieren und Leber. In Milch und Obst ist sie praktisch nicht enthalten. Ach, beinah hätte ich's vergessen: Der Name »Folsäure« leitet sich von dem lateinischen Wort *folium* für »Blatt« ab, das ebenjene großblättrigen Pflanzen wie den Spinat bezeichnete.

Wie bei der Ascorbinsäure oder dem Vitamin C müssen wir beachten, dass sie »empfindlich« auf Licht und Hitze reagiert: Beim Kochen gehen ungefähr 50 bis 70 Prozent der im Spinat vorhandenen Folsäure verloren. Um diesen Verlust zu begrenzen, möchte ich Ihnen empfehlen, ihn dampfzugaren: Da er in diesem Fall – anders als beim klassischen Kochvorgang – nicht direkt mit Wasser in Berührung kommt, werden deutlich weniger Vitamine und Mineralstoffe zerstört.

Ein weiterer Vorteil ist, dass beim Dampfgaren die typisch grüne Farbe erhalten bleibt, während das Kochen sie herauszieht. Sollte es dennoch nötig sein, Spinat zu kochen, rate ich dazu, die gelbliche Kochflüssigkeit aufzubewahren: Sie ist sehr wertvoll und reich an gelösten Mineralstoffen. Verwenden Sie sie zur Zubereitung von Risotto, Suppen oder gekochtem Rindfleisch.

Der tägliche Folsäurebedarf wird bei erwachsenen Männern und Frauen auf etwa 0,2 Milligramm geschätzt. Wie inzwischen bekannt ist, spielt die Folsäure eine entscheidende Rolle bei der Vorbeugung von Missbildungen bei Ungeborenen, besonders Neuralrohrdefekten, die in den ersten Stadien der Embryonalentwicklung auftreten können. Aus diesem Grund verdoppelt sich der Folsäurebedarf in der Schwangerschaft, wenn der Fötus auf die Reserven der Mutter zugreift, auf 0,4 Milligramm.

Das klingt nach sehr viel, es würde allerdings genügen, alle paar Tage eine ordentliche Portion Spinat zu verzehren, um einen optimalen Vorrat anzulegen. Wie groß sollte diese Portion sein? Ganz einfach: Mit 150 Gramm Spinat nehmen wir ungefähr 0,2 Milligramm Folsäure (also die empfohlene Tagesdosis!) zu uns. Machen wir uns also eine ebenso schöne wie schmackhafte Omelettrolle mit Spinatfüllung oder einen herzhaften Spinatkuchen mit Ricotta ...

Folat gehört zu den hydrophilen Vitaminen (es mag Wasser und löst sich darin). Es ist für die DNS- sowie die Proteinsynthese, die Fortpflanzung sowie das normale Zellwachstum unerlässlich. Dies gilt besonders für die roten Blutkörperchen, wo es eine wichtige Rolle übernimmt: den Transport von Kohlenstoff bei der Bildung von Häm, dem eisenhaltigen Farbstoff, der zusammen mit dem Eiweiß Globin das Hämoglobin bildet, das wiederum in den roten Blutkörperchen selbst zu finden ist.

Aus diesem Grund ist Folat für die Bildung und den Erhalt neuer Zellen nötig. Dies erklärt, weshalb seine Zufuhr in der Schwangerschaft und im Kindesalter obligatorisch oder zumindest wärmstens empfohlen ist: Erwachsene wie Kinder brauchen Folat, um normale rote Blutkörperchen zu bilden und Blutarmut vorzubeugen. Es besteht auch ein Zusammenhang zwischen Folatmangel und einem erhöhten Homocysteinspiegel. Eine verstärkte Konzentration an dieser Aminosäure im Blut ist ein bekannter Risikofaktor und steht mit Herz-Kreislauf-Erkrankungen und Schlaganfall in Verbindung. Jüngste In-vitro-Studien mit Zellen bestätigen nicht nur, dass Folat am Zellwachstum beteiligt ist. Wie es scheint, kann es zudem verschiedenen Krebsarten vorbeugen, vor allem Darmkrebs, Hauttumoren bei Rauchern sowie dem malignen Melanom.

Um eine ausreichende Aufnahme zu ermöglichen, wird von verschiedenen relevanten Institutionen eine gesetzlich geregelte Anreicherung von Mehl mit Folsäure empfohlen, wie sie beispielsweise in den USA schon üblich ist. Der Minimalbedarf kann wie gesagt problemlos durch den Verzehr von 150 Gramm Spinat gedeckt werden. Trotzdem treten vor allem bei schwangeren Frauen und Senioren häufig Fälle von Folsäuremangel auf. Dies wird einer falschen Ernährung ohne frisches Gemüse, aber auch Erkrankungen zuzuschreiben sein, die eine Aufnahme des Vitamins verhindern können. So verringern zum Beispiel Zigaretten, Alkohol und eine Zöliakieerkrankung die Aufnahme von Vitamin B_{12} und der Folate im Darm und erhöhen ihre Ausscheidung. Hier noch einige wissenschaftliche Fakten zu den Folaten:

Amerikanische Ärzte haben die klinischen Daten von 8000 Personen im Alter von 2 bis 85 Jahren untersucht. Die Wissenschaftler analysierten vor allem die Folatmengen im Blut in Bezug auf Asthma- und Allergieerkrankungen und achteten bei Asthmatikern und Allergikern besonders auf die Symptome sowie den IgE-Spiegel im Blut (IgEs sind Antikörper, deren Anzahl sich in Reaktion auf die Allergene erhöht, auf die jemand empfindlich ist).

Dabei entdeckten sie, dass die Personen mit den höchsten Folsäurekonzentrationen im Blut seltener von Allergien berichteten und ein geringeres Asthmarisiko hatten. Bei Asthmatikern und Allergikern mit ausreichender und gesicherter Vitamin-B_9-Zufuhr zeigte sich, dass sie weniger Symptome aufwiesen und bei ihnen weniger IgE-Antikörper zirkulierten.

Diese Beobachtungen offenbarten auch, wie weit die Schere zwischen den Vitamin-B_9-»Konsumenten« und denjenigen auseinanderging, die keinen Gebrauch davon machten: Die Personen mit dem niedrigsten Plasmaspiegel (unter 8 Nanogramm pro Milliliter) hatten ein um 31 Prozent höheres Allergierisiko und eine um 16 Prozent erhöhte Wahrscheinlichkeit, an Asthma zu erkranken, als die anderen. Bei den bereits betroffenen Personen waren die Unterschiede noch gravierender, da wenig Folsäure mit einem ums Dreifache erhöhten IgE-Wert sowie einer größeren Anzahl von Symptomen (40 Prozent mehr) einherging.

Trotz der positiven Ergebnisse bremst Dr. Elizabeth Matsui eine möglicherweise allzu schnelle Begeisterung, denn: »Wir müssen erst die Mechanismen der Schutzwirkung der Folate verstehen, bevor wir den Leuten eine Nahrungsergänzung mit Folsäure zur Vorbeugung oder Behandlung von Asthma und Allergien empfehlen. Im nächsten Schritt werden wir, kurz gesagt, mit einem Versuch beginnen, in dem wir einer Gruppe von Asthmatikern oder Allergikern für eine gewisse Zeit entweder Vitamin B_9 oder ein Placebo verabreichen werden.«[10]

Aber das ist noch längst nicht alles! Vor kurzem wurde die Vermutung laut, Folsäure könne eine zweite, nicht weniger bedeutende Rolle spielen: Wie es scheint, hilft sie im Kampf gegen die Altersdemenz. Also ja, Spinat nach Belieben, um geistig jung zu bleiben. Das ist fast ein wenig wie die Aufforderung zum Lösen von Kreuzworträtseln ...

Bei der Vorbeugung der Alzheimer-Krankheit und anderer typischer Alterserkrankungen könnte frisches Gemüse – vor allem grüne Blattgemüse wie Salat, Spinat und Brokkoli – allgemein hilfreich sein. In der Tat erkranken ältere Menschen mit wenig Folsäure im Blut dreimal so häufig an Demenz. All dies hat eine südkoreanische Studie ergeben, weshalb eine Mischung aus Antioxidanzien und Vitamin B ein wunderbarer Anti-Aging-Cocktail zu sein scheint.

Es wäre allerdings richtiger, nicht von Folsäure, sondern von Folaten zu sprechen – einer Gruppe von Stoffen (Provitaminen), die in ihrer Struktur und ihrer biologischen Aktivität dem klassischen Vitamin B_9 entsprechen. Sie werden während der Aufnahme im Darm auf ihre einfachste Form reduziert, die den Namen »Folsäure« trägt. Ideal wäre die Zufuhr von

---

10 Quelle: www.newsfood.com/q/71c40fd8/noci-spinaci-e-fagioline-la-dieta-quot-verde-quot-contro-asma-ed-allergie

Folsäure durch den Verzehr von Fleisch und Leber, sie kommt auch in Bierhefe vor. Ich persönlich bevorzuge allerdings riesige Teller von Spinat. (Den kann man auch roh und im Salat verzehren, vielleicht indem man eine der neuen kleinblättrigen Sorten probiert, damit nur ja kein Milligramm verlorengeht! Vielen Dank, Laura, für diese Entdeckung und diesen Tipp …) Außerdem lege ich mir mit Hilfe von Hülsenfrüchten, Brokkoli, Artischocken, Spargel und Zitrusfrüchten einen Vorrat an.

Außerhalb der Mahlzeiten eingenommene Folsäurepräparate werden zu 100 Prozent aufgenommen, während der Prozentsatz bei einer Einnahme zu den Mahlzeiten auf 85 Prozent und bei der Zufuhr in Form von Nahrungsfolaten auf 50 Prozent sinkt. Bedenken wir, dass ein Zuviel an Folsäure keine Nebenwirkungen hat, dass sie im Darm gut aufgenommen wird, sofern keine besonderen Erkrankungen vorliegen, und einfach über den Urin und den Stuhl ausgeschieden wird.

Spinat sollte so frisch wie möglich verzehrt werden. Älterer enthält sehr viel Nitrit, das ausgesprochen schädlich ist. Wenn Sie also nicht genau wissen, wie frisch ein Produkt ist, sollten Sie lieber auf tiefgefrorenen Spinat zurückgreifen: Dann müssen Sie zwar auf etwas Geschmack und ein paar Vitamine (vor allem Vitamin C) verzichten, meiden aber krebserregende Stoffe, die auf den gesamten Verdauungstrakt einwirken.

Meine Empfehlungen für Ihre Küche

Hier noch ein paar Tipps zum Kochen mit Spinat, die wahrscheinlich auch Olivia bei ihrem Popeye befolgte.

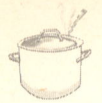
Strozzapreti (»Pfaffenwürger«) mit Spinat

300 g gekochter junger Spinat
2 Eier
60 g Vollkornmehl
Salz, Pfeffer
Muskatnuss
6 EL geriebener Grana Padano
50 ml natives Olivenöl extra
Salbeiblätter

Gekochten Spinat sehr fein hacken. Eier hineinschlagen und unterrühren. Vollkornmehl, Salz und Pfeffer dazugeben. Mit Muskatnuss abschmecken und den Teig ungefähr 3 Stunden ruhen lassen.

Geriebenen Grana Padano einarbeiten, walnussgroße Klößchen formen und sofort in kochendes Salzwasser geben. Ungefähr 5 Minuten kochen und gut abtropfen lassen. Olivenöl erwärmen (nicht erhitzen, es sollten sich noch keine Bläschen bilden), mit Salbei aromatisieren und die Klößchen damit servieren.

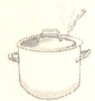
Cannellini-Bratlinge auf Spinat

200 g gekochte Cannellinibohnen
1 Ei
40 g geriebener Grana Padano
40 g Vollkornmehl
1 Knoblauchzehe
1 EL gehackte Petersilie
1 Prise Chilipulver

Salz
50 g Paniermehl
300 g Spinat
natives Olivenöl extra
80 g Pinienkerne

Gekochte Cannellinibohnen durch die Passiermühle drehen. Ei, Grana Padano, Mehl, gepressten Knoblauch, Petersilie und Chilipulver untermischen. Nach Belieben salzen (aber bitte nicht übertreiben!).

6 bis 8 Bratlinge formen, dabei den Teig fest zusammendrücken. In Paniermehl wenden, in eine Backform legen und bei 200 Grad Celsius ungefähr 15 bis 20 Minuten im Ofen backen.

Unterdessen den Spinat garen (am besten dämpfen), dann mit Olivenöl, Pinienkernen und Salz vermischen. Auf einen Teller geben und die Cannellini-Bratlinge auf dem Spinatbett anrichten.

11. Die rote Königin der Cucina italiana und ihre altershemmende Wirkung

Sie wirkt bescheiden, aber sie hat viele wertvolle Eigenschaften, und ihre besondere Stärke, die sie zu einer Königin unter den Gemüsen macht, trägt einen vergleichsweise nüchternen Namen: Lycopin. Die Tomate enthält in der Tat am meisten von diesem Molekül, das immer größeres wissenschaftliches Interesse erregt. Lycopin gehört zur Familie der Carotinoide, also fettlöslichen pflanzlichen Farbstoffen. Es hat die Aufgabe, das nicht vom Chlorophyll absorbierte Licht einzufangen und diesen Überschuss zu beseitigen, ist also ein regelrechter »Sonnenfilter«.

Von den mehr als 600 Carotinoiden tun sich im Hinblick auf die Ernährung nur vier hervor: Lycopin, Zeaxanthin, Lutein und Beta-Carotin. Sie sind in größerem Umfang in Kürbis, Karotte, Wassermelone, Paprika, Aprikose und Melone enthalten. Aber nur in der Tomate finden sich wirklich bedeutende Mengen davon: zwischen 3 und 40 Milligramm pro Kilo frische Tomaten.

Es ist wirklich interessant, dass die für diese Frucht typischen roten Farbschattierungen ein klarer und unmittelbarer

Hinweis auf die Pigmentaktivität der Carotinoide sind. Das Prinzip ist das gleiche wie bei den Bäumen im Herbst – der Jahreszeit, wenn die Blätter ihr Chlorophyll verlieren und die gelbroten Farbtöne der zurückbleibenden Carotinoide zum Vorschein kommen.

Für die rote Farbe der reifen Tomate ist also hauptsächlich das Lycopin verantwortlich: Es befindet sich vor allem in der äußersten Schicht, der Schale, wo es im Laufe des Reifungsprozesses der Frucht das Chlorophyll ersetzt.

Untersuchungen ergaben, dass seine krebshemmende und antioxidative Wirkung doppelt so stark ist wie die des in der Karotte enthaltenen Beta-Carotins. Das mit dem Lycopin verwandte Lutein erweist sich als besonders wirksam bei der Vorbeugung der altersbedingten Makuladegeneration – einer Netzhauterkrankung, die zur Erblindung führen kann.

Eine Ernährung, die reich an Lycopin und Carotinoiden im Allgemeinen ist, schützt die Haut vor UV-Strahlung und ermöglicht eine goldene Bräune. Man spricht sogar von Karotinose, wenn die Hände und Füße einer Person, die über die tägliche Ernährung große Mengen carotinoidhaltige Nahrungsmittel zu sich nimmt, schließlich eine gelbliche Tönung annehmen.

Der Mensch kann Lycopin nicht selbst herstellen, aber einmal aufgenommen, finden sich die höchsten Konzentrationen dieses Carotinoids in Darm, Nebennieren, Leber, Hoden, Brust und Prostata, wo es regelrechte Speicher bildet, damit der Körper für eventuelle Phasen der Knappheit gerüstet ist.

Lycopin gilt zudem als starkes Antioxidans: Dies macht es besonders nützlich im Kampf gegen die Zellalterung (»Anti-Aging-Effekt«), Herz-Kreislauf-Erkrankungen und sogar einige Tumorarten wie Prostatakrebs, Tumorerkrankungen des

Verdauungstrakts im Allgemeinen, Zervix- oder Gebärmutterhals- sowie Brustkrebs.

Dank seiner antioxidativen Eigenschaften schützt Lycopin den Organismus auch vor Erkrankungen des Nervensystems wie der Alzheimer- und der Parkinson-Krankheit.

Wenn wir einen Monat lang täglich eine kleine Menge Lycopin (5 bis 10 Milligramm) über die Nahrung zu uns nehmen, schützen wir die Lipoproteine[11] und damit auch unsere Zellen vor dem Altern. Eine amerikanische Studie ergab bei Männern, die in der Woche durchschnittlich zehn oder mehr Portionen eines Tomatenproduktes verzehrten, ein um 35 Prozent geringeres Prostatakrebsrisiko.

100 Gramm reife Tomaten (eine Tomate wiegt ungefähr 80 bis 90 Gramm) enthalten etwa 3,5 Milligramm (2,7 bis 9,3 Milligramm pro 100 Gramm) Lycopin. Auch Tomatenprodukte wie Ketchup (9,9 bis 17,2 Milligramm pro 100 Gramm) und Tomatensoße (13,1 bis 19,7 Milligramm pro 100 Gramm) sind hervorragende Lycopinquellen.

Anders als bei den Vitaminen und vielen Mineralstoffen erhöht sich die Lycopinaufnahme durch Erwärmen der Nahrung: Es befindet sich in besonderen Bereichen der Pflanzenzellen und wird freigesetzt, wenn ihre Struktur während des Kochvorgangs vollständig zerstört wird. Aus diesem Grund – und es wirkt seltsam, dies zu sagen – sind Soßen, Pürees und Ketchup eine sichere und der frischen Tomate überlegene

---

11 Lipoproteine sind jene Partikel, die den Großteil des Cholesterins im Blut transportieren. Sie werden durch Oxidation so verändert, dass sie sich zu einer echten Gefahr für unseren Organismus entwickeln und Gesundheitsprobleme wie Heterogenese (vom Normalfall abweichende oder gestörte Gewebsentwicklung) und Arteriosklerose verursachen.

Lycopinquelle. Wenn wir 22 Prozent unseres Tagesbedarfs an Vitamin C decken möchten, essen wir 100 Gramm rohe Tomaten. Haben wir es dagegen aufs Lycopin abgesehen, entscheiden wir uns für die gekochte Frucht: Man kann sich das gut merken ... einfach, aber wirkungsvoll!

Zudem wurde festgestellt, dass die Lycopinkonzentration im Blut höher war, wenn die erhitzten Tomaten mit Öl verzehrt wurden, als beim Verzehr der roten Früchte pur.

Die internationalen Ernährungsempfehlungen sahen ursprünglich eine Aufnahme von 25 bis 30 Milligramm Lycopin am Tag vor. Neuere Studien gehen von niedrigeren Werten aus, nämlich ungefähr 5 bis 10 Milligramm. Und 5 bis 10 Milligramm Lycopin aufzunehmen ist nicht schwer: Es genügen 200 Gramm frische Tomaten (das entspricht 6 Milligramm Lycopin) oder ein guter Gemüsebratling (den ich einem Hackfleischburger vorziehe) mit 30 Gramm Ketchup (das entspricht ungefähr 5 Milligramm Lycopin) oder auch ein Teller Pasta oder eine Scheibe Pizza Margherita mit 40 Gramm Tomatensoße (für 5 Milligramm Lycopin).

Ein beizeiten angelegter Vorrat schützt den Körper auch in Phasen, in denen es nicht möglich ist, ihm Lycopin zuzuführen. Man benötigt mindestens dreißig Tage, um eine schützende Dosis Lycopin aufzunehmen. Selbstverständlich schadet es nicht, wenn man nur dreimal die Woche Tomaten (als Soße oder roh) verzehrt. Will man allerdings einen ordentlichen Vorrat anlegen, sollte man die »Tomatendiät« lieber 30 Tage lang durchhalten.

Überdies erhöht sich die antioxidative Wirkung von Lycopin in Verbindung mit Flavonoiden: Darum sollten nicht nur Tomaten, sondern auch natives Olivenöl extra, Heidelbeeren, Tee, Brokkoli, Kohl und Weintrauben auf den Tisch kommen.

Allgemein empfehle ich Ihnen, beim Einkauf stets die Früchte zu nehmen, die das intensivste Rot aufweisen: Dies gibt uns die Gewissheit, dass wir einen Vorrat an jenem außergewöhnlichen natürlichen Molekül anlegen. Nicht zu vergessen, dass der Verzehr von carotinoidreichem Obst und Gemüse, zu dem auch unsere Anti-Aging-Königin gehört, im Sommer den goldenen Schimmer unserer Haut unterstützt!

Meine Empfehlungen für Ihre Küche

Mit dem Wissen, wie man am besten von den in der Tomate enthaltenen Nährstoffen profitiert – gekocht enthält sie mehr Lycopin, roh mehr Vitamin C –, kann man sich nun gezielt an eine Auswahl von Rezeptalternativen zur Pizza oder zum Insalata caprese machen.

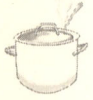 ### Tomaten-Käse-Torte

10 g Blattgelatine
200 g Zwieback
80 ml natives Olivenöl extra
500 g Ricotta romana
150 g Pesto alla genovese
200 g Naturjoghurt
3 EL Milch
4 schöne große und rote Tomaten
getrockneter Oregano
Salz, Pfeffer

Zunächst die Gelatine in kaltem Wasser einweichen. Zwieback im Universalzerkleinerer zu Bröseln verarbeiten, mit dem Olivenöl vermengen. Die Mischung für den Boden der Käsetorte in eine Kuchenform geben und gut andrücken. In den Kühlschrank stellen und die Füllung vorbereiten.

Ricotta mit Pesto und Naturjoghurt glattrühren. Milch erhitzen, Gelatine darin auflösen und mit der Ricottamischung verrühren.

Masse auf den Zwiebackboden geben und die Form weitere 4 Stunden in den Kühlschrank stellen. Tomaten waschen, in hauchdünne Scheiben schneiden und den Käsekuchen damit dekorieren. Einen Hauch Olivenöl, etwas Oregano, 1 Prise Salz und reichlich Pfeffer darübergeben.

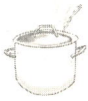 ### Feta-Apfel-Tomaten-Spieße

1 Frühlingszwiebel
4 EL natives Olivenöl extra
1 EL Sojasoße
1 EL Aceto balsamico
Salz, Pfeffer
2 grüne Äpfel (Sorte Granny Smith)
200 g Feta
16 Kirschtomaten

Frühlingszwiebel waschen und mit Olivenöl, Sojasoße, Aceto, Salz und Pfeffer im Mixer zerkleinern.

Äpfel schälen, Kerngehäuse entfernen und in etwa 3 Zentimeter große Würfel schneiden. Mit dem Feta ebenso verfahren. Tomaten waschen und trocknen.

Zutaten in folgender Reihenfolge auf lange Holzspieße stecken: 1 Tomate, 1 Fetawürfel, 1 Apfelstück. Zweimal wiederholen.

Spieße auf eine Platte legen und mit dem Dressing aus Frühlingszwiebel, Essig und Öl beträufeln.

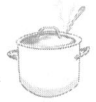
Gazpacho

Wenn von Tomaten die Rede ist, darf ich Ihnen das Rezept für klassischen spanischen Gazpacho nicht vorenthalten.

1 Knoblauchzehe
2 Zwiebeln
2 Paprika
800 g reife Tomaten
2 Gurken
Tabascosauce
Saft von ½ Zitrone
5 EL natives Olivenöl extra
Salz, Pfeffer

Knoblauch und Zwiebeln schälen, fein hacken und in eine Schüssel geben. Paprika klein würfeln und dazugeben. Tomaten in kochendes Salzwasser geben, ungefähr 5 Minuten köcheln, häuten und pürieren. Gurken schälen und in hauchdünne Scheiben schneiden. Auch Tomaten und Gurken zur Mischung geben.

Alles mit Tabascosauce, Zitronensaft und Olivenöl beträufeln. Gut verrühren, salzen und pfeffern.

Vor dem Servieren einige Stunden im Kühlschrank durchziehen lassen. Mit Sesam-Crostini servieren.

12. Die Pastellfarben der Natur: wohltuendes Orange

Was haben Kürbis, Karotte, Aprikose und Mango gemeinsam? Sie sind unübersehbar orange. Ihre Farbe ist auf große Mengen Beta-Carotin zurückzuführen, das zur Familie der Carotinoide, also natürlicher Farbstoffe gehört, die wiederum zur Familie der Terpene zählen. Ein Teil des Beta-Carotins wird in Vitamin A umgewandelt, das für die Gesundheit von Haut und Augen unentbehrlich ist, der Rest wird absorbiert und gespeichert. Wegen dieser Funktion wird es häufig als »Provitamin« bezeichnet: Unser Körper verwandelt (verstoffwechselt) dieses Molekül in Vitamin-A-Moleküle. In Produkten tierischen Ursprungs wird dieses Vitamin als »Retinol« bezeichnet, während es in Nahrungsmitteln pflanzlicher Herkunft in Form von Provitamin A oder Beta-Carotin vorliegt.

Beta-Carotin ist demnach im Entstehen begriffenes Vitamin A (was man als »Vorstufe« bezeichnet) und in der Natur im Überfluss in Karotten enthalten. Es kommt allerdings auch und in noch höherer Konzentration in grünen Blattgemüsen wie Mangold, Spinat, Wirsing sowie in Aprikosen, Kaki, Melonen, Pfirsichen, Orangen und Tomaten vor. Lutein – ebenfalls ein Carotinoid – findet sich in größerem Umfang in Brokkoli, Rosenkohl und Kohl.

Wegen der Farbe, die sie ihren »Produkten« verleihen, werden die Carotinoide vielfach als die »Pastellfarben der Natur« bezeichnet.

Man kann nicht oft genug darauf hinweisen, wie gut es uns täte, den täglichen Speiseplan angemessen mit Obst und Gemüse anzureichern, da wir uns auf diese Weise einen gewissen Schutz vor Herz-Kreislauf-Erkrankungen und einigen Tumorarten verschaffen können. Dies ist längst wissenschaftlich belegt! Und die wohltuende Wirkung einer solchen Ernährung wird auf eine erhöhte Aufnahme von Vitaminen und antioxidativen Substanzen zurückgeführt, die ganz natürlich in einigen Nahrungsmitteln vorkommen.

Kürbis: Wenn vom Kürbis die Rede ist, denkt man an Halloween, das Fest der Hexen. Man denkt an den Herbst – und mir kommt meine alljährliche Kürbis-Gnocchi-Schlemmerei in den Sinn. Ganz zu schweigen von süßsauer eingelegtem Kürbis. (Das müssen Sie probieren: Fruchtfleisch in dünne Scheiben schneiden, über Nacht mit Zucker und Essig marinieren, gut abtropfen lassen und in Olivenöl konservieren. 1 Woche abwarten: eine Köstlichkeit!) Oder auch die Kürbis-Lauch-Creme-Suppe. Und warum versuchen Sie ihn nicht einmal gegrillt? Das ist ganz einfach, und trotzdem wirkt der Kürbis mit seinen dunklen Streifen in Kontrast zu seinem Orange sehr effektvoll auf dem Teller ... Damit habe ich Ihnen praktisch schon das Menü für das Halloween-Abendessen vorgeschlagen!

Er ist orange, fast immer rund und eine wahre Goldgrube – nicht nur, was das Vitamin A (also das Beta-Carotin) angeht. Unter den Mineralstoffen machen Eisen, Kalium und Calcium sowie viele Ballaststoffe den Kürbis zu einem für den

Körper wertvollen Naturprodukt. Werden Sie zum Kürbisfreund, sofern Sie es noch nicht sind, und nehmen Sie ihn in Ihren Speiseplan auf. Denken Sie daran, dass 100 Gramm Kürbis gerade einmal 18 Kilokalorien (75 Kilojoule), aber gut 600 Mikrogramm Vitamin A enthalten, was dem Tagesbedarf einer Frau entspricht. Männer benötigen 700 Mikrogramm. Dieses Gemüse besteht zu nicht weniger als 94 Prozent aus Wasser.

Der Kürbis hilft, die Haut gesund und jung zu erhalten, beugt Faltenbildung vor, glättet sie, bekämpft freie Radikale und unterstützt mit seinem Ballaststoffgehalt die Regulierung der Darmfunktion. Darüber hinaus werden ihm verdauungsfördernde, erfrischende und harntreibende Eigenschaften zugeschrieben, die dank seines hohen Carotinoidgehalts mit einer konsequenten Anti-Tumor-Wirkung einhergehen.

Er ist zudem bei körperlicher Schwäche, Harnwegsinfekten, Niereninsuffizienz, Verdauungsstörungen, Darmentzündungen, Ruhr, Verstopfung, Herzerkrankungen und Diabetes angezeigt.

Seit Jahrhunderten ist man sich der beruhigenden Wirkung des Kürbisses bei nervlichen Problemen bewusst. Er wirkt zudem schlaffördernd. Sein Fruchtfleisch ist kaliumreich: Die üblichen 100 Gramm Kürbis enthalten gut 340 Milligramm davon (und damit ebenso viel wie 100 Gramm Bananen) sowie 21 Milligramm Calcium (viermal so viel wie in 100 Gramm Bananen).

Karotten: Eigentlich müsste jetzt Bugs Bunny das Wort haben, das karottenfutternde Langohr aus den Zeichentrickserien Looney Tunes und Merrie Melodies. Er ernährt sich seit

1938 von Möhren, und es scheint ihm damit vortrefflich zu gehen …!

Das hat einen einfachen Grund: Die Karotte enthält nicht nur Vitamin A in Form von Beta-Carotin im Überfluss (100 Gramm – vorzugsweise rohe – Karotten enthalten 1148 Mikrogramm), sondern auch Vitamine der B-Gruppe, Vitamin B_3 oder PP, Niacin, Vitamin D und E sowie weitere nützliche Stoffe. 100 Gramm Karotten haben 33 Kilokalorien (138 Kilojoule), ihr Kaliumgehalt bewegt sich um die 220 Milligramm.

Diese orangefarbene Wurzel ist im Kampf gegen Lungen- sowie Magen- und Zwölffingerdarmerkrankungen, aber auch bei Funktionsstörungen von Leber und Galle sowie Hautkrankheiten angezeigt. Sie wirkt galaktogen, unterstützt also die Milchbildung bei Wöchnerinnen. Sie ist karminativ (blähungstreibend), erleichtert demnach die Verdauung und regt die Magensaftproduktion an.

Wollen wir von ihrer erst kürzlich entdeckten krebsvorbeugenden Wirkung sprechen? Die Karotte enthält neben dem Beta-Carotin eine weitere wertvolle Substanz, das Falcarinol. Dieser ungesättigte Alkohol mit deutlich krebshemmender Wirkung ist auch im Sellerie und in der Petersilie zu finden – allerdings nur, wenn sie roh sind.

Eine Gruppe britischer Forscher der Newcastle University fand heraus, dass Karotten mindestens 25 Prozent ihres Falcarinolgehalts einbüßen, wenn sie nicht im Ganzen gekocht, sondern vor dem Kochen in Stücke geschnitten werden. Hier ein interessanter Artikel dazu, der in der Zeitung *Il Resto del Carlino* erschienen ist:

Die Karotten waren blau

Dass sie gesund ist, wusste man. Dass sie die Bräune unterstützt, ebenfalls. Aber jetzt bewirbt sie sich gänzlich um die Anerkennung als krebshemmendes Lebensmittel: Es geht um die wohltuenden Eigenschaften der *Karotte* ...

Ihre krebsvorbeugende Wirkung wurde vor nunmehr vier Jahren von Wissenschaftlern dänischer Universitäten und der Newcastle University bestätigt. Sie haben das Falcarinol als die »krebsvorbeugende« Substanz in diesem Gemüse ausgemacht und damit der Ansicht widersprochen, diese Eigenschaft sei dem Beta-Carotin zuzuschreiben. Das Beta-Carotin ist durchaus bedeutungsvoll, aber in anderen Bereichen: für richtiges Wachstum, die Reparatur der Körpergewebe, eine reine, zarte und gesunde Haut. Es schützt die Schleimhäute von Mund, Nase, Hals und Lunge. Es wirkt antioxidativ gegen die Schädigung durch freie Radikale und Schadstoffe, bekämpft Nachtblindheit und schlechtes Sehvermögen und unterstützt die Bildung von Knochen und Zähnen. Aber jetzt ist da noch mehr: Die Wissenschaftler in Newcastle haben sich ans Werk gemacht und dabei festgestellt, dass die Karotte im Ganzen gekocht werden sollte und erst danach in Scheiben oder nach Belieben geschnitten werden darf. Falcarinol hat eine um 25 Prozent höhere Wirkung, wenn das Gemüse unzerkleinert im Kochtopf landet. Denn je weicher die Oberfläche der Karotte durch die Hitze wird (die beim geschnittenen Gemüse noch stärker angreifen kann), desto mehr verflüchtigen sich Nährstoffe wie Zucker und Vitamin C, was wiederum »Tür und Tor öffnet«, sodass auch andere Substanzen wie das Falcarinol ins Kochwasser ausbluten können. Das Schneiden erhöht also die Fläche, die mit dem Wasser in Kontakt kommt, wodurch die Nährstoffe (inklusive Zucker und Falcarinol) während des Kochvorgangs leichter ins

Wasser übergehen können. Unterdessen forscht das Wissenschaftlerteam weiter und beschäftigt sich zum Beispiel damit, wie dieser chemische Stoff reagiert, wenn die Karotte eingefroren wird. Ferner arbeitet man an Methoden, um Karotten mit hohem Falcarinolgehalt zu züchten.

Es ist interessant, dass aus der purpurfarbenen Mittelblüte der Pflanze ein von Miniaturmalern hochgeschätzter Farbstoff gewonnen wurde. Noch erstaunlicher aber ist, dass die kräftig orangerote Farbe der Karotten eine eher neue Entwicklung ist: Ursprünglich waren sie blau! Die violette Färbung war auf die hohe Konzentration an Anthocyanen zurückzuführen, die zur Gruppe der Flavonoide gehören. Im 17. Jahrhundert gelang es einem niederländischen Botaniker, eine neue Wurzel ohne dieses Pigment zu züchten. So entstand die Karotte, die wir heute kennen, orangefarben und reich an Carotin.

Beta-Carotin wird anders als die hitzeempfindlichen Vitamine beim Kochen nicht zerstört. Die Karotten bewahren ihre orangerote Farbe. Es scheint sogar, als würde der Kochvorgang die Bioverfügbarkeit von Beta-Carotin noch erhöhen, da er die Zellstrukturen teilweise zerstört.[12]

Aprikose: Beim Obst gehört die Frucht des Aprikosenbaums, einer Pflanze aus der Familie der Rosengewächse, zur Spitzengruppe im Hinblick auf den Vitamin-A-Gehalt (Beta-Carotin). Es handelt sich um ein sehr traditionsreiches Gewächs, das über 4000 Jahre alt und orientalischer Herkunft ist. Alexander der Große soll es ins Abendland gebracht haben.

Die Frucht ist sehr gut verdaulich, appetitlich, relativ kalorienarm (50 Kilokalorien [209 Kilojoule] auf 100 Gramm)

---

12 Quelle: *Il Resto del Carlino*, 26. Juni 2009

und hat eine hohe Sättigungswirkung. Von Anfang Mai bis etwa Ende Juni herrscht sie über die Theken der Obst- und Gemüseabteilungen unserer Supermärkte. Wie beim Kürbis und den Karotten verrät uns die orangerote Farbe, dass sie viele Carotinoide enthält, also die Vorstufe von Vitamin A.

In 100 Gramm Aprikosen finden wir 360 Mikrogramm Vitamin A: Mit ein paar hundert Gramm davon kann ein Erwachsener praktisch seinen gesamten Tagesbedarf an Vitamin A decken, der bei 0,7 Milligramm liegt. Und glauben Sie nicht, ein paar hundert Gramm wären zu viel: Das sind ungefähr 5 bis 6 Aprikosen! Sie sind die Früchte mit dem zweithöchsten Vitamin-A-Gehalt. An erster Stelle steht hier die Mango.

Ihr Kaliumanteil ist ebenfalls ein Pluspunkt für die Aprikose: 100 Gramm enthalten 350 Milligramm davon. Gewiss, um den Tagesbedarf an diesem Mineralstoff (ungefähr 3,1 Gramm) zu decken, bräuchte man 1 Kilogramm Aprikosen. Aber man kann durchaus kleinere Mengen mit anderen Nahrungsmitteln kombinieren, die während der Mahlzeiten verzehrt werden.

Ihr Vitamin-C-Gehalt macht sie zu einer guten Freundin der Haut. Bei Atemwegsinfektionen regt sie das Immunsystem an, und sie kann dazu beitragen, die Bildung bestimmter Tumoren zu verhindern, vor allem von Brustkrebs.

Ist das alles? Nein! Die Aprikose stärkt Haare und Fingernägel und wird wegen ihres Gehalts an Eisen, Kalium und Magnesium auch Patienten mit Blutarmut empfohlen. Sie hat eine abführende Wirkung, die durch den vorhandenen Zuckeralkohol Sorbit unterstützt wird, von dem sie viel enthält.

Die Aprikose besteht zu 86 Prozent aus Wasser und zu ungefähr 2 Prozent aus Ballaststoffen.

Aprikosen können frisch, getrocknet oder in Sirup konserviert verzehrt werden. Das Obst kann vor dem Trocknen behandelt werden. Dazu wird am häufigsten Schwefeldioxid als Konservierungsmittel verwendet – ein farbloses Gas mit Bleichwirkung und der E-Nummer E220: Die erlaubte Tagesdosis für diesen Zusatzstoff liegt bei ungefähr 0,7 Milligramm pro Kilogramm Körpergewicht. Für gewöhnlich hat er keine Nebenwirkungen, kann bei Asthmatikern aber Atembeschwerden hervorrufen. Bei übermäßigem Genuss kann es auch zu Störungen des Verdauungsapparats kommen.

Die Kosmetikindustrie nutzt die Eigenschaften des Aprikosenkerns. Fein gemahlen wird der verholzte Stein vielen Cremes zum Peeling der Haut zugesetzt. Dabei handelt es sich um ein Reinigungsverfahren zur Entfernung abgestorbener Hautzellen.

Aus dem Kern wird auch ein zartes Öl gewonnen, das nährend und befeuchtend wirkt und gereizte Haut beruhigt. Wir sollten aber lieber nicht die Experten spielen und während der Aprikosenernte selbstgemachte Kosmetik anbieten: Der Kern enthält ein Derivat der hochgiftigen Blausäure. Wehe dem, der ihn verzehrt.

Mango: Kommen wir nun zur guten alten Mango. »Alt« deshalb, weil sie nun schon seit etwa fünfzehn Jahren auf meinem Speiseplan steht ... Mein Onkel, stets weltweit unterwegs, hat mich damit bekannt gemacht.

Die Mango stammt aus Südostasien, genauer gesagt aus Malaysia und Myanmar, wo sie seit über 4000 Jahren angebaut wird. Sie kam um das Jahr 1500 nach Afrika und mit den portugiesischen Schiffen im 18. Jahrhundert nach Brasilien.

Die Mango ist eine farbenfrohe exotische Frucht, wunderschön anzusehen, und sie hat einen intensiven, süßen Duft. Ihr Fleisch ist gelborange und schmeckt köstlich, süß und saftig.

Das Aroma ist wie eine Mischung aus Pfirsich, Orange und Ananas.

Wer noch nie eine Mango probiert hat, sollte dies bei der nächsten Gelegenheit tun. Der Verzehr schon einer halben Mango sichert 40 Prozent des Tagesbedarfs an Vitamin A sowie 15 Prozent des täglich benötigten Vitamin C (28 Milligramm). Sie enthält 540 Mikrogramm Vitamin A – der absolute Rekord beim Obst!

100 Gramm verzehrbarer Fruchtanteil haben 50 Kilokalorien (209 Kilojoule) und liefern 250 Milligramm Kalium: Das ist nicht wenig. Man muss die Mango lediglich mit Aprikosen kombinieren, um den Tagesbedarf zu decken. Schon haben wir einen herrlichen Obstsalat ganz in Orange für eine ordentliche Portion Kalium! Sie können die Mango nicht nur im Obstsalat genießen: Schneiden Sie sie in dünne Scheiben und geben Sie sie ins Eis. Einzigartig ... Wegen ihres süßsauren Fruchtfleischs wird sie häufig zu einer Soße verarbeitet und zu Fleisch und Gemüse mit kräftigem Geschmack gereicht: Diese Würzsoße heißt Chutney und wird gewöhnlich aus Obst oder Gemüse hergestellt, das in einem Sud aus Essig und Zucker, also süßsauer, eingekocht und deren Hauptzutat mit der richtigen Gewürzmischung unterstrichen wird. Das klassische Rezept sieht die Verwendung von Mango vor. Es gibt aber auch Karotten-, Rhabarber- oder Ananas-Chutneys.

Die Mango wirkt leicht abführend und harntreibend und ist ein hervorragendes Nahrungsmittel, falls jemand zu Wassereinlagerungen neigt. Nierenpatienten sowie Diabetikern wird wegen des hohen Zuckergehalts vom Verzehr abgeraten.

Im Winter kann man aus der Schale einen Absud zur Behandlung von Husten und Erkältung herstellen.

Meine Empfehlungen für Ihre Küche

 Kürbis-Gnocchi mit karamellisierten Zwiebeln

600 g Kürbisfleisch
200 g weiße Kartoffeln
120 g weißes Mehl
2 Eigelb
Muskatnuss
Salz
30 g Mandelmehl
Pfeffer
natives Olivenöl extra
250 g Zwiebeln
1 Prise Rohrzucker
Aceto balsamico

Kürbis in Stücke schneiden und bei 200 Grad Celsius ungefähr 20 Minuten im Ofen oder in kochendem Wasser garen. Im zweiten Fall gut abtropfen lassen. Kartoffeln ebenfalls kochen.

Kürbis und Kartoffeln durch die Passiermühle drehen, Mehl, Eigelb, Muskatnuss und Salz zugeben. Mit 2 Teelöffeln kleine Klößchen formen und in kochendem Salzwasser ziehen lassen.

Die Gnocchi herausnehmen, sobald sie an die Oberfläche steigen, auf Teller verteilen und mit Mandelmehl, Pfeffer und einem Hauch Olivenöl servieren: Der Kontrast aus süß und herzhaft wird Sie überraschen.

Auf Wunsch können Sie das Gericht auch mit karamellisierten Zwiebeln anrichten. Zwiebeln in feine Streifen schneiden, 5 Minuten in kochendem Salzwasser blanchieren, ungefähr 5 Minuten in Olivenöl anschwitzen und zum Schluss mit 1 Teelöffel Rohrzucker, 1 Prise Salz und 2 Tropfen Aceto karamellisieren. Über die Gnocchi geben und erst anschließend das Mandelmehl darüberstreuen.

Sie hätten gern eine Alternative zu den Zwiebeln? Hier ist sie: der Shiitake-Pilz, von dem bereits die Rede war. Er ist in China, Korea und Japan zu Hause und wird dort täglich verzehrt. Wie bereits erwähnt, ist es japanischen und amerikanischen Wissenschaftlern vor kurzem gelungen, seine antivirale, antitumorale, cholesterin- und blutzuckersenkende Wirkung nachzuweisen. Er enthält alle essenziellen Aminosäuren, viele Kohlenhydrate und Polysaccharide, wichtige Mineralstoffe wie Kalium, Natrium, Phosphor, Silicium, Magnesium, Aluminium, Calcium, Schwefel und Eisen sowie wichtige Vitamine der B-Gruppe wie Thiamin, Riboflavin und Niacin.

Die cholesterinsenkende Wirkung scheint an einen bestimmten Wirkstoff namens Eritadenin gebunden zu sein, der in der Lage ist, den Cholesteringehalt im Blut zu senken. Verzehrt man diese Pilze zum Beispiel mit Butter, hebt dies die negative Wirkung der darin enthaltenen »schlechten« Fette offenbar auf.

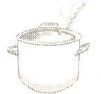

Gebackener Kürbis mit Sojasoße

Ein höchst einfaches Rezept, das den Geschmack des gebackenen Kürbisses unterstreicht und das mir meine Freundin Elena verraten hat, die eine Köchin und Makrobiotikexpertin ist.

50 ml natives Olivenöl extra
30 ml Sesamöl
50 ml Sojasoße
Rosmarin
20 dünne Scheiben entkernter, aber ungeschälter Kürbis

Die beiden Öle mit Sojasoße und Rosmarin verrühren. Die hauchdünnen (maximal 3 Millimeter dicken!) Kürbisscheiben auf ein mit Backpapier ausgelegtes Blech legen. Jede Scheibe mit der Ölmischung bestreichen und bei 200 Grad Celsius ungefähr 20 bis 30 Minuten im Ofen backen. Heiß servieren!

Gemalzte Karotten mit Mandelblättchen

500 g Karotten
1 Knoblauchzehe
1 EL Gerstenmalzextrakt
2 EL Apfelessig
3 EL natives Olivenöl extra
Salz
1 EL Mandelblättchen

Karotten waschen und in feine Streifen schneiden. Knoblauch schälen und putzen und in einer antihaftbeschichteten Pfanne goldbraun werden lassen. In einem kleinen Schälchen Gerstenmalz mit Apfelessig verrühren.

Karotten ungefähr 15 Minuten im heißen Öl garen, mit dem in Apfelessig gelösten Malz übergießen und salzen. Während des Kochvorgangs gelegentlich umrühren.

Mit gerösteten Mandelblättchen anrichten: Eine solche Geschmackskombination wird Sie vollends überzeugen!

13. Hülsenfrüchte: kleine Protein- und Mineralstoffküsse

Kichererbsen, Linsen, Erbsen, dicke und grüne Bohnen: Im Vergleich zu gar nicht so lange zurückliegenden Zeiten werden Hülsenfrüchte heute allgemein wieder mehr geschätzt, in all ihren (wertvollen) Details untersucht, und sie bieten hinsichtlich des Eiweißgehalts eine (weitaus gesündere) Alternative zum Fleisch.

Diese Samengemüse gehören zur Familie der Hülsenfrüchtler und haben eine völlig andere Zusammensetzung als die übrigen Nutzpflanzen. Ihr hoher Eiweißgehalt hat einen einfachen Grund: In ihren Wurzeln befinden sich »gute« Mikroorganismen, die den Stickstoff in der Erde binden. Stickstoff ist für die Pflanze die Grundlage für die Bildung großer Eiweißmengen.

Die Hülsenfrüchte enthalten zudem eine beträchtliche Menge an Mineralstoffen wie Phosphor, Kalium, Magnesium und Eisen. Sie sind wichtige Stärkelieferanten – mit Ausnahme der Sojabohne, die einen sehr geringen Stärkegehalt hat (Stärke ist ein Mehrfachzucker und Energielieferant für unsere Zellen).

Wenig bekannt ist, dass Hülsenfrüchte mehr Eisen haben als Popeyes Spinat. Man möchte fragen, warum er sich nicht von Kichererbsen, Linsen und Bohnen ernährt, aber wie erwähnt waren nicht die Kichererbsen-, sondern die Spinatproduzenten für die Erfindung des muskulösen Matrosen verantwortlich ...

100 Gramm Hülsenfrüchte enthalten im Durchschnitt 7,5 Milligramm Eisen, 100 Gramm Spinat dagegen nur 3,4 Milligramm. (Ein erwachsener Mann hat einen Tagesbedarf von 10 Milligramm, eine Frau von 18 Milligramm.)

Kommen wir noch einmal auf den beträchtlichen Eiweißgehalt dieser Pflanzenfamilie zurück: Er gleicht in etwa dem des Fleisches oder liegt sogar noch etwas höher, was den Hülsenfrüchten den Spitznamen »Fleisch der Armen« eintrug, und er ist etwa doppelt so hoch wie der des Getreides. Obwohl dieses Eiweiß pflanzlichen Ursprungs ist, liefert es essenzielle Aminosäuren wie Lysin, Threonin, Valin und Tryptophan.

Hülsenfrüchte enthalten mit Ausnahme ihrer »asiatischen Cousine«, der Sojabohne, wenig Fett (ungefähr 3 Prozent) und belegen deshalb die ersten Plätze unter den Lebensmitteln, die Ernährungswissenschaftler für Gewichtsreduktionsdiäten empfehlen. Darüber hinaus bestehen diese Fette aus den für unseren Körper sehr gesunden mehrfach ungesättigten Fettsäuren. Die wichtigsten ungesättigten Fettsäuren in der Ernährung sind zweifellos die »berühmten« essenziellen Omega-3- und Omega-6-Fettsäuren. Als Stammväter dieser beiden Fettsäuregruppen firmieren die Alpha-Linolensäure und die Linolsäure. Sie werden auch als »essenzielle Fettsäuren« bezeichnet. Unser Körper kann sie nicht selbst herstellen, und wir müssen sie über die Nahrung aufnehmen.

Ein weiterer Pluspunkt sind die Ballaststoffe – sowohl die »unlöslichen« (vor allem die Zellulose, die sich hauptsächlich in der äußeren Schale befindet), welche die Darmfunktion zu regeln vermögen, als auch die »löslichen«, die im Organismus die Aufgabe haben, die im Blut zirkulierenden Mengen an Zucker (das heißt Glucose) und Fett (also Cholesterin) in Schach zu halten.

Zu den Vitaminen, die in den größten Mengen vorhanden sind, gehören die Vitamine der B-Gruppe (B_1, B_2 und Niacin) sowie im Frischgemüse auch das Vitamin C. Vitamin B_1 und B_2 unterstützen die Sehfähigkeit, bewahren die Gesundheit der Haut, regulieren den Appetit und dienen der korrekten Funktion des zentralen Nervensystems. Ein Mangel an Vitamin B_2 (das auch »Riboflavin« genannt wird) ist die Ursache für die lästigen eingerissenen Mundwinkel, die oft in Stressphasen auftreten.

Es ist bekannt, dass der übermäßige Verzehr von Hülsenfrüchten leider auch Blähsucht und andere Verdauungsstörungen verursachen kann. Das hat einen einfachen Grund: Im menschlichen Darm fehlen Enzyme, die in der Lage wären, diese in den Hülsenfrüchten so reichlich vorhandenen Zuckermoleküle (Kohlenhydrate) »anzugreifen«: Raffinose, Stachyose und Verbascose. Sie werden daher von den Mikroorganismen unserer Darmflora aufgespalten, wobei Gase entstehen.

Hülsenfrüchte enthalten auch die sogenannte Phytinsäure, einen »Abwehrstoff«, der verschiedene Mineralstoffe (Calcium, Eisen, Zink und andere) chemisch an sich bindet und so ihre Nutzung durch den Körper einschränkt. Phytinsäure wird durch Hitze und Gärung abgebaut. Das Einweichen der Hülsenfrüchte verringert die vorhandene Menge deutlich. Werden die Hülsenfrüchte (ausgenommen Linsen) ungefähr 7 Stunden mit ein paar Teelöffeln Natron oder anderen alkalischen Salzen eingeweicht oder das Salz erst am Ende des Kochvorgangs zugegeben, kann man die Kochzeit reduzieren.

Diese traditionellen Zubereitungsmethoden tragen dazu bei, dass die (selbstverständlich getrockneten) Hülsenfrüchte schön weich werden – mit gutem Ergebnis.

Die empfohlene Tagesdosis liegt bei 30 bis 40 Gramm getrockneten oder 100 Gramm frischen Hülsenfrüchten.

Gartenbohne, grüne Bohne (Phaseolus vulgaris): Das »Fleisch der Armen« gibt es in über 300 Sorten, von denen nur um die sechzig genießbar sind. Die Gartenbohne hat ihren Ursprung in Amerika, wird schon seit sehr langer Zeit angebaut und kam im Zuge der spanischen Entdeckungs- und Eroberungsfahrten in die Neue Welt auch nach Europa.

Zu den bekanntesten Sorten gehören die großen weißen Bohnen, die kleinen, eher rundlichen schwarzen Bohnen mexikanischen Ursprungs sowie Augenbohnen, Cannellini- und Borlottibohnen.

Wie gesagt ist die Bohne ein Nahrungsmittel von hohem Nährwert. Ihr durchschnittlicher Proteingehalt reicht von 2 Prozent bei den grünen Bohnen über 6,5 Prozent bei den frischen Bohnen bis hin zu 23,5 Prozent bei den getrockneten Sorten. Sie enthält auch beträchtliche Mengen Vitamin B_1, B_2 und Niacin. Ich möchte allerdings daran erinnern, dass ein großer Teil des ursprünglich vorhandenen Vitamins B_1 während des langen Kochvorgangs zerstört wird. Getrocknete Bohnen sind auch eine gute Quelle für Mineralstoffe wie Kalium, Calcium und Eisen.

Wie viele Bohnengerichte man zubereiten kann? Unzählige – vor allem aber kann man sie mit verschiedenen Zutaten und Gewürzen kombinieren: Denken wir nur an Suppen, Eintöpfe, Pürees, Beilagen, Salate … Dank der langen Verdauungsphase schenken sie zudem ein deutliches Sättigungsgefühl.

Wenn man bedenkt, dass 100 Gramm Kalbsschnitzel ungefähr 23 Gramm Eiweiß enthalten, ist ein schöner Teller Pasta aus 100 Gramm Nudeln und 60 Gramm Bohnen eine gute Alternative dazu. Das ist eine wirklich ordentliche Portion »Bausteine« – also Proteine – für den Körper!

Linsen (Lens esculenta): In Italien isst man beim großen Menü an Silvester traditionell zumindest eine kleine Portion dieser außerordentlichen Hülsenfrüchte. Sie sind beispielsweise ideal zu Cotechino (einer kräftigen Kochwurst aus Schweinefleisch) und Zampone (gefülltem Schweinsfuß) und gelten traditionell als glückbringend (sie sollen finanziellen Erfolg begünstigen).

Linsen sind seit dem Altertum bekannt, wurden in ägyptischen Gräbern aus dem Jahr 2500 v. Chr. gefunden und sogar in der Bibel erwähnt. Dort heißt es, Esau habe sein Erstgeburtsrecht für einen schmackhaften Teller Linsen an seinen Bruder Jakob verkauft (1. Mose 25, 29–34).

Es gibt verschiedene Sorten, die sich in Farbe und Größe unterscheiden: gelbe, rote oder grüne, 3 Millimeter kleine und 6 bis 8 Millimeter große Linsen.

Die Linse besteht zu 25 Prozent aus Eiweiß. Sie enthält ansehnliche Mengen Phosphor, Calcium, Kalium, Eisen und Niacin, das auch als Vitamin B$_3$ oder PP bezeichnet wird (ein Mangel war früher gleichbedeutend mit Pellagra, deren klinische Symptome »die drei Ds« genannt wurden: Demenz, Dermatitis und Durchfall).

Linsen lassen sich wunderbar durch die Passiermühle drehen und mit einer Mischung aus feingehacktem und angebratenem Gemüse mit reichlich Lauch oder einfach mit einer Tomatensoße und geräuchertem Bauchspeck servieren.

Erbsen (Pisum sativum): In Italien ist die Erbse die am weitesten verbreitete Hülsenfrucht. Sie ist asiatischen Ursprungs und hat sich von dort aus nach Mittel- und Südeuropa ausgebreitet.

Es gibt verschiedene Sorten, am häufigsten aber findet man die »klassischen« glatten grünen Erbsen, obwohl inzwischen auch die runzeligen gelben leicht zu bekommen sind.

Sie werden üblicherweise frisch verwendet, man findet sie aber auch getrocknet, in der Dose und tiefgekühlt. Frische Erbsen enthalten ungefähr 6 Prozent Eiweiß und haben bei einem Nettogewicht von 100 Gramm ungefähr 50 Kilokalorien (209 Kilojoule). Getrocknet ist ihr Nährwert wesentlich höher, da der Wasserverlust die Nährstoffkonzentration deutlich erhöht: Der Proteingehalt liegt bei 22 Prozent, der Energiegehalt erhöht sich auf ungefähr 300 Kilokalorien (1256 Kilojoule) pro 100 Gramm, und die Menge der verwertbaren Kohlenhydrate, die beim Frischgemüse bei 6 Prozent liegt, steigert sich beim getrockneten Produkt auf 50 Prozent.

Erbsen haben einen hohen Kalium- und Phosphor- sowie einen ordentlichen Vitamin-B_1- und Niacingehalt. Frische Erbsen haben achtmal mehr Vitamin C als getrocknete.

Kichererbsen (Cicer arietinum): Da ich ein großer Fan der Farinata bin, steigt mir jedes Mal, wenn von Kichererbsen die Rede ist, sofort ihr Duft in die Nase (dicht gefolgt von leisem Magenknurren). Ich weiß nicht, ob das daran liegt, dass sie mich an meine Kindheit erinnert oder dass ich die Toskana so sehr liebe, aber dieses Gericht aus Kichererbsenmehl ist meine absolute Leibspeise (und obendrein sehr einfach zu Hause zuzubereiten: Man braucht lediglich einen schön heißen Ofen und etwas natives Olivenöl extra).

Studien zufolge war die Kichererbse eines der ersten Nahrungsmittel des Menschen. Sie hat ihren Ursprung im Nahen Osten und wird dort auch heute noch häufig verzehrt. An zweiter Stelle folgt sofort Indien, wo sie zu den Grundnahrungsmitteln gehört.

Der Kohlenhydratgehalt von getrockneten, gekochten und in Dosen konservierten Kichererbsen ist praktisch gleich und liegt bei ungefähr 18 Prozent. Auch der Proteinanteil ist relativ ähnlich und bewegt sich um die 7 Prozent.

Kichererbsen enthalten ebenso viel Kalium wie Cannellinibohnen, haben aber leider kein Vitamin C (ein nützlicher Hinweis für alle, die keine Ascorbinsäure vertragen: Sie ist nur in Spuren darin enthalten).

Getrocknete Kichererbsen sollte man allerdings vor dem Kochen unbedingt über Nacht einweichen: Sie müssen bereits am Tag zuvor mit einer Prise Natron ins Wasser gegeben werden.

Ackerbohne (Vicia faba): klein und wohlschmeckend, zart und leuchtend grün! Dicke Bohnen mit Pecorino ... einfach köstlich!

Die Ackerbohne ist eine Pflanze, die ursprünglich aus Persien und Nordafrika stammt, aber auch im alten Ägypten kannte man sie.

Der Nährwert der dicken Bohnen ist, vor allem was den Proteingehalt der getrockneten Ware angeht, von Bedeutung: 100 Gramm getrocknete dicke Bohnen enthalten 27 Gramm Protein, die frischen Hülsenfrüchte kommen dagegen auf lediglich 5 Gramm. Umgekehrt finden sich beträchtliche Mengen Vitamin C und Kalium in den frischen, aber kaum etwas davon in den enthülsten und getrockneten Bohnen.

Der übertriebene Verzehr von – vor allem frischen – dicken Bohnen kann Favismus auslösen. Hier handelt es sich um eine Form von Blutarmut aufgrund einer erhöhten Zerstörungsanfälligkeit der roten Blutkörperchen, die allerdings nur bei erblich vorbelasteten Personen auftritt. Die dicke Bohne ist zusammen mit der Borlottibohne die Hülsenfrucht mit dem höchsten Anteil an nichtlöslichen Ballaststoffen, und leider reizt ihre Schale den Darm derjenigen, die unter Blähsucht leiden. Falls Sie dieses Problem haben, blanchieren Sie die dicken Bohnen ein paar Minuten: Danach ist es ein Kinderspiel, sie von ihrer Schale zu befreien!

Meine Empfehlungen für Ihre Küche

Es folgen einige Tipps zum Verzehr dieser Proteinküsse. Ich koche die Rezepte immer dann, wenn es langsam Herbst wird. Ich finde sie allesamt köstlich, doch wenn ich die Siegespalme überreichen müsste, ginge sie ohne jedes Zögern an die Kichererbsensuppe!

 ### Kichererbsen-Adzukibohnen-Fladen

200 g gekochte Kichererbsen
200 g gekochte Adzukibohnen
200 g geschälte Kartoffeln
etwa 10 Salbeiblätter
Salz, Pfeffer
Mehl
natives Olivenöl extra

Kichererbsen und Adzukibohnen grob pürieren, geraspelte Kartoffeln und gehackten Salbei, Salz und Pfeffer zugeben. Die Zutaten verkneten, acht Fladen formen und in Mehl (oder Paniermehl) wenden.

Auf ein gefettetes Backblech geben und die Fladen bei 200 Grad Celsius ungefähr 7 Minuten pro Seite backen.

Borlottibohnen-Pastete mit grünen Äpfeln

500 g gekochte Borlottibohnen
natives Olivenöl extra
Pfeffer
200 g grüne Äpfel
150 g Radicchio
Salz

Bohnen durch die Passiermühle drehen und mit Öl und Pfeffer abschmecken.

Die Masse etwa 2 Stunden im Kühlschrank ruhen lassen. Grünen Apfel und Radicchio schneiden und beides mit Olivenöl ein paar Minuten in der Pfanne schwenken. (Warten Sie nicht, bis der Radicchio ganz in sich zusammenfällt!) Mit Salz und Pfeffer würzen.

Die Borlottibohnen-Pastete in Form bringen und mit pfannengegartem Gemüse servieren.

Kichererbsensuppe

600 g gekochte Kichererbsen
Salz
3 Lauchstangen

natives Olivenöl extra
3 große Kartoffeln
Pfeffer

Kichererbsen in reichlich Salzwasser kochen. Sie können auch die bereits vorgegarten Kichererbsen aus dem Supermarkt verwenden, wie ich es häufig tue. Aber achten Sie auf das Etikett: Die Kichererbsen dürfen lediglich in Wasser, Salz und Gewürzen eingekocht und sollten frei von Zusatz- oder seltsamen Konservierungsstoffen sein.

Lauch sehr fein schneiden, mit einem Hauch Olivenöl in der Pfanne leicht andünsten und beiseitestellen. Die gekochten Kichererbsen mit ungefähr 1 Liter kaltem Wasser, Lauch und Kartoffeln in einen Topf geben, aufkochen und so lange weiterkochen lassen, bis die Kartoffeln gar sind.

Salzen und mit dem Stabmixer pürieren. Die Suppe wieder auf den Herd stellen und noch ungefähr 10 Minuten leise köcheln lassen. Mit etwas Olivenöl und (sehr viel) Pfeffer anrichten.

 ## Borlottibohnen-Ricotta-Bällchen

400 g gekochte Borlottibohnen
1 Schalotte
natives Olivenöl extra
50 g geriebener Grana Padano
200 g frischer Ricotta
Petersilie
Salz, Pfeffer
100 g gehackte Mandeln

Bohnen durch die Passiermühle drehen. Schalotte hacken und in etwas Olivenöl anschwitzen.

Grana Padano, Ricotta, Schalotte und Petersilie unter das Bohnenmus rühren. Würzen. Aus der Masse kleine Bällchen formen und in den gehackten Mandeln wenden. Vor dem Verzehr mindestens 4 Stunden in den Kühlschrank stellen.

Mit der eifreien Schnittlauch-Mayonnaise aus Kapitel 5 servieren!

14. Der blaue Prinz auf unserem Tisch

Es war einmal ... eine Gruppe von Fischen, die sogenannten Fettfische, die bei den Italienern als »blauer Fisch« bezeichnet werden und die es zum Glück auch heute noch gibt. Den Namen haben sie ihrer Färbung zu verdanken, dem dunkelblauen Rücken und dem silbrigen Bauch. Sie sind aber keineswegs so etwas wie die verwunschenen Prinzen eines Märchens, wenngleich sie diese Rolle vortrefflich spielen könnten. Sie galten als Fisch der Armen, erfuhren jedoch im Laufe der Jahre eine Neubewertung dank ihres hohen Nährwerts, der in den letzten zehn Jahren von der wissenschaftlichen Forschung genauestens untersucht, geprüft und bestätigt wurde.

Inzwischen reichern Ernährungswissenschaftler und Diätologen (und ich möchte hinzufügen: ebenso wie Kardiologen und Onkologen) die Speisepläne ihrer Klienten und Patienten mit Fischprodukten an, speziell mit Fettfisch, der wegen seiner Fettsäuren viele, sehr viele wunderbare Eigenschaften besitzt.

Die positive Wirkung dieser Fettsäuren offenbart sich darin, dass sie bei Risikogruppen oder Patienten mit diagnostizierten Herz-Kreislauf-Erkrankungen einem Infarkt vorbeugen, dass sie den Blutfettspiegel (Cholesterin, Triglyceride) positiv beeinflussen, dass sie die Freisetzung von Stoffen verhindern, welche die Entstehung arteriosklerotischer Ablagerungen begünstigen, und dass sie Bluthochdruck kontrollieren.

Der Terminus *pesce azzuro* (»blauer Fisch«) umfasst verschiedene Sorten – von den Sardellen oder Anchovis über die Sardinen bis hin zu den Makrelen und dem Thunfisch.

Eine Ernährung, die reich an »guten« Fetten ist, tut vor allem Herz und Arterien wohl. Dies ist aber nicht die einzige Überraschung, für die der Fettfisch gut ist: Die enthaltenen edlen Proteine und Mineralstoffe vervollständigen das Werk zum weiteren Vorteil für unsere Gesundheit. Er ist ein regelrechtes Allheilmittel aus dem Meer!

Im Allgemeinen besteht Fisch aus 60 bis 80 Prozent Wasser, 15 bis 23 Prozent Eiweiß und 0,5 bis 20 Prozent Fett. Bei den im fetten Fisch enthaltenen »guten« Fetten handelt es sich um mehrfach ungesättigte Omega-3-Fettsäuren, genauer gesagt um Eicosapentaen- (EPA) und Docosahexaensäure (DHA).

Erhält der Körper über die Nahrung ausreichend Fischprodukte, die viel von diesen Fettsäuren enthalten, können diese die Anzahl der Triglyceride im Blut und damit auch ihren Einbau seitens der Leber verringern. Ferner wird ihnen ein gewisser Einfluss auf das im Umlauf befindliche Cholesterin zuerkannt, da sie die HDL-Konzentration erhöhen. Sie gelten als Vorstufen (also, wie wir anhand anderer chemischer Reaktionen bereits gesehen haben, als »Produzenten«) der »gesunden« Eicosanoide. Die Eicosanoide – Prostaglandine, Prostacycline, Lipoxine, Thromboxane und Leukotriene – sind eine Gruppe biologisch wirksamer Substanzen mit der Aufgabe, verschiedene organische Reaktionen in unserem Körper zu regulieren. Sie können das Herz-Kreislauf-System, die Blutgerinnung, die Nierenfunktion, die Immunantwort, die Entzündungsreaktion sowie zahlreiche weitere Funktionen auf Kurs bringen ... Ob sie wohl deshalb zuweilen auch als »Superhormone« bezeichnet werden? Im Falle der Fischprodukte verringern die Eicosanoide die Verklumpungsneigung der Blutplättchen, verbessern so die Fließeigenschaften des Blutes und senken das Risiko für Erkrankungen der Herzkranzgefäße deutlich.

Somit wirkt der fette Fisch mit seinen Omega-3-Fettsäuren entzündungshemmend und beugt der Bildung von Blutgerinnseln vor. Idealerweise sollten wir mindestens dreimal in der Woche fetten Fisch essen. Damit ist aber wirklich Fisch gemeint, nicht Meeresfrüchte, die den Cholesterinspiegel noch mehr steigern, statt ihn zu senken!

Bei den in diesen Fischsorten enthaltenen Mineralstoffen tun sich Phosphor, Magnesium, Kalium, Eisen, Selen, Calcium, Jod und Kupfer besonders hervor. Bei den Vitaminen sind die B-Gruppe sowie Vitamin D und A am wichtigsten.

Wie beim Gemüse sollten wir daran denken, den Fisch vorzugsweise zu dämpfen oder in Pergamentpapier zu garen, um seine Eigenschaften zu erhalten. Hauptsache, wir übertreiben es nicht mit der Zugabe von Fett. Wir sollten es zudem vermeiden, den Fisch zu lange in der Pfanne zu braten oder ihn auf dem Grill verkohlen zu lassen. Eine weitere Möglichkeit, seinen Nährwert möglichst zu erhalten, besteht darin, ihn in Zitronensaft mariniert zu verzehren. Durch das Marinieren wird er ebenfalls »gegart«. Diese Methode ist im Vergleich zum Braten in der Pfanne natürlich verhältnismäßig sanft, aber sehr viel gesünder. Eine Konservierung mit Salz erhöht den Natrium-, das Frittieren den Kaloriengehalt.

Auch im Hinblick auf den Brennwert benimmt sich der Fettfisch anständig. Der Energiegehalt kann aber je nach

Fischart variieren: So liefern 100 Gramm Sardellen zum Beispiel 96 Kilokalorien oder 402 Kilojoule (in Öl eingelegt sind es 206 Kilokalorien [862 Kilojoule]), während 100 Gramm Makrele bis zu 170 Kilokalorien (712 Kilojoule) haben können.

Fischeiweiß hat im Allgemeinen eine hohe biologische Wertigkeit (das bedeutet einen hohen Anteil an essenziellen Aminosäuren) und enthält besonders viel Methionin und Lysin (das auch in Quinoa vorkommt). Die Unterschiede hinsichtlich der Inhaltsstoffe sind nicht nur auf den Wasser-, sondern vor allem auf den »Fett«-Anteil zurückzuführen. Gerade Letzterer ermöglicht eine weitere Einteilung der Fische in drei Klassen (wobei es regional leicht unterschiedliche Zuordnungskriterien gibt): Magerfische mit einem Fettgehalt unter 3 Prozent (Sardelle, Hecht, Kabeljau, Goldbrasse, Glatthai, Scholle, Seezunge, Seebarsch), mittelfette Fische mit einem Fettgehalt von 3 bis 8 Prozent (Karpfen, Meeräsche, Zahnbrasse, Sardine, Meerbarbe, Forelle) und Fettfische mit einem Fettgehalt über 8 Prozent (Aal, Lachs, Makrele oder Thunfisch).

Was den Cholesteringehalt angeht, kann sich Fisch mit 50 bis 70 Milligramm pro 100 Gramm mit dem Etikett »niedrig« schmücken – im Gegensatz zu einigen Krustentieren wie Scampi (Kaisergranat) und Krebsen, bei denen er deutlich höher liegt: 100 Gramm enthalten 95 bis 180 Milligramm.

Fetter Fisch ist nicht nur wegen der für die Gesundheit von Herz und Kreislauf unverzichtbaren Fettsäuren ein hervorragendes Nahrungsmittel, sondern auch deshalb, weil die Omega-3-Fettsäuren die Zellen vor dem Altern schützen. Vor allem im vorgerückten Alter, bei Diabetes und Übergewicht können Fettsäuren der Omega-3-Gruppe wegen des fortschreitenden

Mangels an dem Enzym Delta-6-Desaturase nicht mehr aus ihrer normalen Vorstufe, der Linolensäure, hergestellt werden. Dies macht die Zufuhr über die Nahrung unerlässlich.

All dies erklärt, weshalb Ärzte und Ernährungswissenschaftler immer wieder im Fernsehen, in Zeitungen und Zeitschriften die Bedeutung eines regelmäßigen Verzehrs Omega-3-reicher Nahrungsmittel (Fisch und Leinsamen) unterstreichen, die das Cholesterin und die Triglyceride im Blut und damit das Risiko von Erkrankungen des Herz-Kreislauf- sowie des Nervensystems kontrollieren.

Wir haben bereits gesehen, dass die mehrfach ungesättigten Omega-3-Fettsäuren tatsächlich die Anzahl der Triglyceride im Blut verringern und so ihre Einlagerung auf Ebene der Leber unterbinden. Dies verleiht ihnen eine wichtige antithrombotische Wirkung: Erhöhte Triglyceridmengen im Blut stören den Prozess der Fibrinolyse, der Blutgerinnsel (sogenannte Thromben) in den Gefäßen auflöst. Aus diesem Grund bringen erhöhte Triglyceridwerte auch ein höheres Risiko für Herz-Kreislauf-Erkrankungen mit sich.

Die Omega-3-Fettsäuren sind auch deshalb so wichtig, weil sie die Bildung von »Leukotrienen« verhindern. Diese Moleküle mit Lipidcharakter sind Teil des Immunsystems und haben als Entzündungsmediatoren eine inflammatorische Wirkung bei Asthma und Bronchitis. Darüber hinaus sind sie für verschiedene Erkrankungen der Gelenke (wie rheumatoide Arthritis), des Magens und des Darms sowie der Haut verantwortlich. Wie sich zeigt, spielen Omega-3-Fettsäuren deshalb eine bemerkenswerte Rolle bei der Behandlung von Dermatitis, atopischem Ekzem, Kontaktekzem und Schuppenflechte.

Und nun werden wir uns die besten »Quellen« für Omega-3-Fettsäuren im Detail ansehen.

Europäische Sardelle: Dieser Fisch findet am häufigsten in unseren Soßen und Füllungen, auf unseren Mini-Pizzen und hausgemachten Häppchen Verwendung.

An und für sich haben wir es mit einem »armen« Fisch zu tun, der in Zitronensaft mariniert (so bleiben alle seine Eigenschaften erhalten), in Salz (wer Bluthochdruck hat, sollte hier aufpassen) oder in Öl eingelegt wird und so verzehrt werden kann.

Sardellen sind kleiner als Sardinen. Die Fische aus dem Thyrrenischen Meer etwa sind zudem kleiner als die der Adria.

Die in Öl eingelegte europäische Sardelle enthält abgetropft 1,7 Gramm Omega-3-Fettsäuren.

Sardine: Allmählich nehmen die Dimensionen zu. Sardinen sind deutlich größer als Sardellen.

Ihr Fleisch ist zart und fest und wird gern gegrillt, findet aber auch in vielen Soßen oder Suppen auf Fischbasis Verwendung. Wie fast alle anderen Fettfische wird auch die Sardine in Öl sowie in Salz eingelegt verkauft. Sie ist der Fettfisch mit dem höchsten Gehalt an Omega-3-Fettsäuren: Frisch enthält die Sardine nicht weniger als 4,08 Gramm, in Tomatensoße gekocht ungefähr 1,5 Gramm davon!

Makrele: Dieser Fisch gewinnt den Preis für den höchsten Fettanteil – er liegt bei 12 Prozent. Der Fettgehalt der Sardine ist ungefähr halb so hoch.

Die Makrele ist zweifellos energiereicher, aber auch schwerer verdaulich als die anderen Fettfische. Sie hat einen ausgeprägteren Geschmack als Sardine und Sardelle und wird im Allgemeinen gegrillt oder in Öl eingelegt. Sie enthält reichlich

Kalium: 100 Gramm verzehrbarer Anteil liefern ganze 360 Milligramm davon. Was den Omega-3-Fettsäure-Anteil angeht, enthalten 100 Gramm frische oder in Pergamentpapier gegarte Makrele 2 Gramm, 100 Gramm gegrillte Makrele 1 Gramm.

Hering: Der Hering ist reich an Mineralstoffen, besonders Phosphor (113 Milligramm) und Kalium (320 Milligramm pro 100 Gramm). Beim Räucherhering verdoppelt sich der Phosphorgehalt auf ungefähr 240 bis 262 Milligramm.

Am häufigsten wird er in Öl eingelegt oder geräuchert verzehrt. 100 Gramm Hering in Salzlake liefern 1,2 Gramm Omega-3-Fettsäuren, 100 Gramm frischer Hering 2,1 Gramm.

Thunfisch: Der Thunfisch ist ein in Schwärmen umherziehender Hochseefisch und ein gefräßiger Räuber. Sein Fleisch wird seit der Antike wegen seiner sensorischen Eigenschaften und seines hohen Nährwerts sehr geschätzt.

100 Gramm Thunfisch in Aufguss haben ungefähr 100 Kilokalorien (419 Kilojoule). In Öl eingelegt hat er, selbst wenn man ihn abtropfen lässt, mehr oder weniger das Doppelte.

Thunfisch in Aufguss enthält »nur« 0,7 Gramm Omega-3-Fettsäuren, frisch sind es sogar 2,95 Gramm und in Öl eingelegt ungefähr 0,17 Gramm ... Wir sollten uns also daran gewöhnen, Sushi zu essen!

Meine Empfehlungen für Ihre Küche

Beginnen wir mit einem Rezept, das ich im Internet gefunden, sofort ausprobiert und mit dem ich meinen Vater Umberto glücklich gemacht habe – er ist verrückt nach Hering.

 ## Kartoffelgratin mit Hering

2 große Zwiebeln
5 EL natives Olivenöl extra
5 mittelgroße Kartoffeln
Salz
4 geräucherte Heringsfilets
Pfeffer
300 ml Milch

Zwiebeln in dünne Streifen schneiden und mit etwas Olivenöl in der Pfanne anbräunen. Beiseitestellen. Kartoffeln in dünne Scheiben schneiden und ungefähr 5 Minuten in kochendem Salzwasser blanchieren.

Eine Backform zuerst mit Backpapier, dann mit der ersten Schicht blanchierten Kartoffeln auslegen. Die in Stücke zerteilten Heringsfilets und die angebratenen Zwiebeln darauf verteilen. Mit einer weiteren Schicht Kartoffeln und Zwiebeln bedecken, mit Öl bestreichen und mit Pfeffer würzen. Milch dazugeben und bei 200 Grad Celsius ungefähr 45 Minuten im Ofen backen.

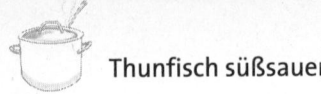 ## Thunfisch süßsauer

4 Scheiben frischer Thunfisch
1 Knoblauchzehe
natives Olivenöl extra
Salz, Pfeffer
20 g Rohrzucker
30 ml Apfelessig
1 kleine Handvoll in Salz eingelegte Kapern
1 Bund Petersilie

Der frische Thunfisch sollte in große, ungefähr 1 Zentimeter dicke Scheiben von je 180 bis 200 Gramm geschnitten sein. Thunfischscheiben waschen und trockentupfen.

Die ganze Knoblauchzehe mit Olivenöl in eine antihaftbeschichtete Pfanne geben und erwärmen. Thunfisch ins heiße Öl legen und leicht anbraten. Salzen, pfeffern, mit dem gesüßten Apfelessig beträufeln und bei geringer Hitze ungefähr 20 Minuten weitergaren.

Kapern abspülen, trocknen und das Gericht damit verfeinern. Mit gehackter Petersilie bestreuen.

 ## Exotischer Lachsspieß

Hier ein Rezept des innovativen Kochs und Meisters im Show-Cooking Simone Rugiati, der bei seinen Kreationen viele gute und gesunde Zutaten verwendet. Ich habe dieses Gericht »sensorisch« ein wenig überarbeitet.

500 g frisches Lachsfilet
1 nicht allzu reife Mango
Salz, Pfeffer
1 gehäufter EL Sesamsamen
3 Lauchstangen
2 rote Paprikaschoten
3 EL natives Olivenöl extra

Lachsfilet in ungefähr 3 Zentimeter große Würfel schneiden. Mango schälen und möglichst gleichermaßen würfeln. Lachs- und Mangowürfel abwechselnd auf Holzspieße stecken.

Ohne weitere Zugabe von Öl grillen (der Lachs ist fett genug). Wenn der Fisch gar ist, die Spieße vom Grill (oder aus der Grillpfanne) nehmen, salzen, pfeffern und mit Sesam bestreuen. Warm stellen.

Den Lauch in feine Streifen schneiden und die roten Paprika sehr klein würfeln. Mit Olivenöl kurz in einer antihaftbeschichteten Pfanne schwenken, salzen und pfeffern. Achtung: Unsere Beilage sollte noch knackig und nicht zu weich sein. Schwitzen Sie das Gemüse deshalb bei schön kräftiger Hitze an und nehmen Sie es vom Herd, sobald der Lauch etwas Farbe angenommen hat … das genügt!

Lauch und Paprika neben dem Lachs-Mango-Spieß anrichten: Sie werden in den Genuss einer wahrhaft köstlichen Bandbreite süßer Aromen kommen!

15. Der »Klassiker« Vitamin C und vieles mehr

Was haben Orange, Zitrone, Grapefruit, Zitronatzitrone, Limette und Mandarine gemeinsam? Sie alle gehören einer wunderbaren großen Familie an – einer der Familien, an denen man sich ein Beispiel nehmen kann.

Ihr italienischer Name *agrumi* bezieht sich eigentlich auf den Geschmack »sauer« *(agro)* und meint eine Familie immergrüner Pflanzen, die duftende Früchte mit vollem, kräftigem Geschmack hervorbringen.

Die Zitrusfrüchte, die anfangs wegen ihres ornamentalen Werts nach Europa gebracht wurden und sich erst im zweiten Schritt wegen ihres Vitaminreichtums verbreiteten, werden in gemäßigten Klimazonen wie dem Mittelmeerraum angebaut. Sie sind in Italien sehr beliebt und gehören zu den Obstsorten, die am weitesten verbreitet und am häufigsten auf unseren Tischen anzutreffen sind – vor allem im Winter, obwohl man sie auch mitten im Sommer an unseren Marktständen finden kann. Sie duften und schmecken gut, und die Auswahl ist groß: Sie reicht von Mandarinen, Orangen und Zitronen über die exotischeren Sorten wie Limette und Grapefruit bis hin zur kräftig aromatischen Zitronatzitrone aus Kalabrien und der Bergamotte. Sie alle spielen, vom ernährungswissenschaftlichen, diätetischen Standpunkt aus betrachtet, eine ganz besondere Rolle mit ihrer wohltuenden Wirkung für alle Altersgruppen.

Ich möchte vorausschicken, dass die Amerikaner die korrekte Tagesdosis Vitamin C bei 1,5 Gramm ansiedeln, was ungefähr dem Gehalt von 30 Orangen entspricht. Für uns Europäer verringert sie sich auf 60 bis 100 Milligramm, wir kommen also mit 1 Orange oder drei Viertel Grapefruit zu Rande.

Lassen wir zunächst einige ernährungsbezogene Informationen zu den wichtigsten Zitrusfrüchten Revue passieren (die in Gramm angegebenen Mengen beziehen sich auf 100 Gramm der jeweiligen Frucht).

Orange: Eiweiß: 0,91; Fett: 0,15; Kohlenhydrate: 12,54 (Ballaststoffe: 2,2); Mineralstoffe: 0,43; Wasser: 85,97; Cholesterin: 0; Natrium: 1; Kilokalorien: 49 (Kilojoule: 205)

Zitrone: Eiweiß: 1,10; Fett: 0,30; Kohlenhydrate: 9,32 (Ballaststoffe: 2,8); Mineralstoffe: 0,30; Wasser: 88,98; Cholesterin: 0; Natrium: 2; Kilokalorien: 29 (Kilojoule: 121)

Klementine: Eiweiß: 0,85; Fett: 0,15; Kohlenhydrate: 12,02 (Ballaststoffe: 1,7); Mineralstoffe: 0,40; Wasser: 86,58; Cholesterin: 0; Natrium: 1; Kilokalorien: 47 (Kilojoule: 197)

Mandarine: Eiweiß: 0,81; Fett: 0,31; Kohlenhydrate: 13,34 (Ballaststoffe: 1,8); Mineralstoffe: 0,38; Wasser: 85,17; Cholesterin: 0; Natrium: 2; Kilokalorien: 53 (Kilojoule: 222)

Grapefruit: Eiweiß: 0,63; Fett: 0,10; Kohlenhydrate: 8,08 (Ballaststoffe: 1,1); Mineralstoffe: 0,31; Wasser: 90,89; Cholesterin: 0; Natrium: 0; Kilokalorien: 32 (Kilojoule: 134)

Das sind sehr viele Zahlen, die vermitteln sollen, dass Zitrusfrüchte das ideale Diätobst sind, weil sie kaum Kalorien haben und dennoch zuckersüß sind. Sie gelten als das Obst, das am meisten Vitamin C enthält.

Das spielt insbesondere dann eine wesentliche Rolle, wenn es darum geht, den Spiegel von Epinephrin (Adrenalin) und Norepinephrin (Noradrenalin) im Gehirn zu erhöhen, also der Neurotransmitter, die uns helfen, aufmerksam zu bleiben, und die uns wach und reaktionsschnell machen. Aber damit nicht genug ...

Erinnern wir uns daran, dass das Vitamin C zu den wichtigsten Antioxidanzien und Nutrazeutika gehört. Es unterstützt nicht nur Gesundheit und Immunabwehr – es schützt den Körper vor Erkältungskrankheiten wie Bronchitis, Schnupfen, Grippe und Entzündungen der Bronchien und der Luftröhre –, sondern trägt auch dazu bei, Jugend und Spannkraft der Haut zu erhalten.

Was passiert, wenn wir den Organismus nicht ausreichend mit Vitamin C versorgen? Ein Vitamin-C-Mangel kann unsere Stimmung negativ beeinflussen und uns traurig und reizbar machen. Bei einem sehr großen Defizit wird die Resorption von Eisen blockiert, das nötig ist, um Ermüdungsgefühle zu verhindern.

Neben dem Vitamin C gehören die Anthocyanine zu den Antioxidanzien, von denen die Orangen am meisten enthalten. Sie tragen auch dazu bei, das Sehvermögen zu schützen. Bedenken Sie nur einmal, dass jede einzelne »Tarocco«-Orange bis zu 70 Milligramm davon enthält.

Und die Moral von der Geschicht': Eine Orange am Tag macht uns (sowohl innerlich als auch äußerlich) glücklicher, heiterer und stärker!

Die als gesunder »Snack« oder zu den Mahlzeiten verzehrten Zitrusfrüchte können auch durch einen frisch gepressten Saft ersetzt werden: Sie sollten ihn nur innerhalb von 20 Minuten trinken. Danach lässt die gesunde und wohltuende Wirkung des enthaltenen Vitamin C allmählich nach, bis sie 1½ Stunden nach dem Pressen so gut wie ganz verschwunden ist.

In der Übergangszeit vom Winter zum Frühling ist es durchaus richtig und auch ratsam, mit dem Verzehr von Zitrusfrüchten ein wenig zu »übertreiben« (und zum Beispiel zwei oder drei Orangen am Tag zu essen), um das Immunsystem zu stärken und einen wirksamen und natürlichen Schutz aufzubauen.

In der Krebsforschung gibt es zahlreiche Studien, in denen sich die Orange als Nahrungsmittel mit einer schützenden Wirkung erwiesen hat: Personen, die viele Zitrusfrüchte verzehren, haben ein geringeres Tumorrisiko – vor allem für Magen- und Speiseröhrenkarzinome. Dies ist dem hohen Anteil an Polyphenolen und Terpenen zu verdanken, die das Wachstum von Tumorzellen hemmen können. Es wird somit schon seinen Grund haben, weshalb die italienische Krebsforschungsgesellschaft AIRC (Associazione Italiana per la Ricerca sul Cancro) die Orange zum Symbol ihrer bewusstseinsbildenden Kampagne zugunsten der Tumorforschung gemacht hat (siehe www.arancedellasalute.it).

Und was ist mit den Menschen, die einen zu hohen Cholesterinspiegel haben? Abgesehen vom Leinsamen und der Familie der Phytoöstrogene finden wir hier Substanzen, die helfen können, das »schlechte« LDL-Cholesterin in Schach zu halten: die Pektine, die gerade in Zitrusfrüchten reichlich vorhanden sind. Sie stärken zudem Kapillargefäße und Zellwände und unterstützen die Blutzirkulation.

Wie bereits angedeutet wurde, erweisen sich die Zitrusfrüchte auch im Kampf um den Erhalt unserer Schönheit als zuverlässigste Verbündete. Sie sind ideal, um Falten zu bekämpfen und Pigmentflecken aufzuhellen, da die Ascorbinsäure (das Vitamin C) die Produktion von Kollagen anregt, also der Faser, die Spannkraft und Dichte der Haut garantiert. Die Schalen der Zitrusfrüchte dagegen wirken porenverfeinernd und schenken der Mischhaut Elastizität. Orangen und andere Zitrusfrüchte enthalten im Allgemeinen auch eine ordentliche Portion Ballaststoffe.

Aber gehen wir nun im Einzelnen auf die wichtigsten Zitrusfrüchte ein.

Orange: Die Orange *(Citrus sinensis)* ist ein immergrüner Baum asiatischer Herkunft, der bis zu 10 Meter hoch werden kann. Er stammt aus China und Japan und wird in vielen Regionen des Mittelmeerraums angebaut, wo er zunächst durch die Araber, später durch die Kaufleute aus Genua verbreitet wurde.

Die Orange liefert Vitamin C, Pektine, lösliche Ballaststoffe und Flavonoide. Sie enthält aber auch Zitronensäure, Zucker und Mineralstoffe und wird in Marmeladen, Fruchtgelees, Säften und Parfümessenzen verwendet. Blutorangen mit Kernen verschwinden allmählich zugunsten der kernlosen Sorten, der sogenannten Tarocco-Orangen. Die Bitterorange hat ihren Geschmack dem Aurantiamarin zu verdanken und dient der Herstellung von Likören, kandierten Früchten und Marmelade. Die Orangenernte dauert je nach Sorte von Oktober (Navelina) bis Juli (Valencia).

Die Fasern in der weißen Schicht unter der Schale regulieren die Aufnahme von Zucker, Fett und Eiweiß und senken das Diabetes- und Arterioskleroserisiko. Sie beschleunigen zudem die Darmpassage und bauen dadurch Fäulnisprozesse ab.

Sie ermöglichen die Neuregulierung der Verdauungstätigkeit und erhöhen die Widerstandskraft gegen Infekte – sowohl dank ihrer antioxidativen Eigenschaften als auch deswegen, weil sie die Eisenaufnahme verbessern.

Eine interessante Information zur (möglichst unbehandelten) Schale: Wenn man sie in Wasser kocht, erhält man einen Tee, der die Leberfunktion unterstützt, den Körper reinigt und – so nimmt man an – sogar zur Vorbeugung von Magenkrebs beitragen kann.

Und nicht nur das: Die Orange liefert Vitamine der Gruppen A und B sowie Calcium, Phosphor, Magnesium und Selen – weitere Verbündete im Ringen um das Idealgewicht.

Mandarine: klein, süß und ach so wohlriechend ... Mich persönlich gemahnt die Mandarine immer an die Weihnachtszeit. Sie ist ein hervorragendes Digestivum (eine Mandarine nach den Mahlzeiten) und in allen Obstkörben zu finden, die nach dem Weihnachtsessen auf den Tisch kommen!

Sie liefert Eiweiß, Wasser, Vitamin B und C, Magnesium, Phosphor und Calcium. Sie ist so klein und in puncto Vitamin A doch so bedeutend: Sie enthält mehr davon als jede andere Zitrusfrucht und sogar mehr Selen als alle anderen Obstsorten.

Sie tut vor allem in folgenden Bereichen wohl: Sie stärkt das Immunsystem, beseitigt freie Radikale und zögert so den Alterungsprozess hinaus. Sie hilft, Verstopfungen der Atemwege zu verhindern, lindert Entzündungen in Hals und Bronchien. Drei Mandarinen am Tag unterstützen die Blutgerinnung und verhindern Hämorrhagien.

Zitrone: Sie ist die ideale Ergänzung zu Tee, Mineralwasser und vielen Erfrischungsgetränken (»Brausen«) und liefert Vitamin C, Beta-Carotin und B-Vitamine. Ihren kräftigen Duft hat sie dem Limonen zu verdanken – einer Substanz, die vor Brustkrebs schützt.

Sie entfernt Fette und einige Giftstoffe aus dem Blut, sorgt für eine funktionierende Verdauung und verbessert die Leberfunktion. Darüber hinaus fördert sie Wundheilung und Blutgerinnung. Die Zitrone ist auch für ihre adstringierenden Eigenschaften bekannt: Sie wirkt praktisch sofort. Bei Diarrhöe genügt der Saft einer halben reifen Zitrone, und wenige Minuten später sind der Durchfall und die damit einhergehenden Schmerzen verschwunden.

Grapefruit: Die Grapefruit ist eine der größten Zitrusfrüchte. Sie enthält Kalium, Vitamin D und Flavonoide. Es wurde beobachtet, dass eine grapefruitreiche Ernährung dank der stark regenerierenden und antioxidativen Wirkung dieser Frucht Lunge und Magen stärkt.

Die Grapefruit unterscheidet sich von anderen Zitrusfrüchten durch ihren deutlich bitteren Geschmack, der auf das Glycosid und Flavonoid Naringin zurückzuführen ist.

Ein wichtiger Hinweis für alle, die Antihistaminika, beruhigende und angstlösende Mittel einnehmen: In der Grapefruit enthaltene Substanzen sorgen dafür, dass der Körper 450 Prozent mehr von den in diesen Medikamenten enthaltenen Wirkstoffen aufnimmt! Was das heißt? Dass eine mit Grapefruitsaft eingenommene Tablette der Menge von 5 Tabletten entspricht! Also aufgepasst ...

Meine Empfehlungen für Ihre Küche

Bestimmt haben Sie nicht das Rezept für Ente à l'orange erwartet! Es würde unsere Vitamin-C-Quelle vollständig zum Versiegen bringen, da Hitze die Ascorbinsäure zerstört.

Darum folgen jetzt ein frischer Salat und eine Alternative zum Dessert oder dem üblichen Obstsalat. Damit Sie etwas Besonders zum Trinken anbieten können, hier auch noch eine sommerliche Bowle.

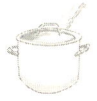 ## Fenchel-Orangen-Salat

2 Karotten
2 Fenchelknollen
2 Orangen
Aceto balsamico
natives Olivenöl extra
Salz
Petersilie
60 g frische Erbsensprossen

Karotten und Fenchel in Scheiben schneiden, in eine Salatschüssel geben und die in Stücke geschnittenen Orangenspalten dazugeben. Mit einer Soße aus Aceto balsamico, Olivenöl, Salz und feingehackter Petersilie anmachen.

Sprossen auf den fertigen Salat betten und genießen … guten Appetit!

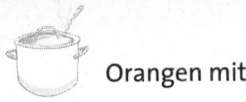
Orangen mit Zimt

2 Orangen
3 Blutorangen
Rohrzucker
Granatapfelsaft
1 Handvoll im Granatapfelsaft eingeweichte Rosinen
1 TL Zimt

Orangen schälen und in dünne Scheiben schneiden. Orangenscheiben und Blutorangenscheiben im Wechsel auflegen. Mit Rohrzucker, Granatapfelsaft, eingeweichten Rosinen und Zimtpulver anmachen.

Sommerliche Bowle

1 l Apfelsaft
200 g Honig
1 Vanillestange
4 Gewürznelken
1 l Ananassaft
1 l Blutorangensaft
100 ml Zitronensaft

Apfelsaft, Honig, ausgekratzte Vanille und Nelken bei mäßiger Hitze erwärmen. Abkühlen lassen, in eine Karaffe gießen und die Fruchtsäfte hinzufügen. Die Bowle in den Kühlschrank stellen und eiskalt servieren!

16. Rot, aber nicht aus Scham!

Sie sind farbenfroh, wohlschmeckend und so gut, dass es schon fast peinlich wird ... Aber das ist nicht der Grund, weshalb sie »errötet« sind! Die Rede ist von Granatäpfeln, Tomaten, roten Johannisbeeren, Paprika, Kirschen, Erdbeeren, Brombeeren, Himbeeren und dergleichen mehr.

Wussten Sie, dass die Erdbeere den gleichen Wirkstoff enthält wie das Aspirin? Und dass eine tägliche Dosis von knapp 50 Gramm roter oder gelber Paprika genügt, um den Vitamin-C-Bedarf zu decken? Kennen Sie die außerordentliche Wirkung des *Granatapfels*?

Beginnen wir gleich mit dieser roten Frucht, die wohltuende Eigenschaften hat und in früheren Zeiten Symbol religiöser Überzeugungen war. Im antiken Griechenland war der Granatapfel das Sinnbild für das Ehebündnis, in der persischen Mythologie bedeutete er Unbesiegbarkeit, und in der Bibel ist er Zeichen der Fruchtbarkeit und der Fülle. In der buddhistischen Religion gilt der Granatapfel zusammen mit der Orange und dem Pfirsich als gesegnete Frucht. Dort wird er beschworen, um weibliche Unfruchtbarkeit zu heilen.

Der Granatapfel enthält wenig Proteine und Fette, aber eine mittelgroße Frucht deckt ungefähr 10 Prozent des empfohlenen Tagesbedarfs an den Vitaminen C und B_6, und sie ist reich an Kalium: 100 Gramm verzehrbarer Fruchtanteil enthalten 300 Milligramm.

Seine edelste Eigenschaft aber ist die hohe Konzentration an zwei Arten von Polyphenolen: Anthocyaninen, die der Frucht ihre rote Farbe verleihen, und Tanninen. Tannine werden in Arzneibüchern aufgrund ihrer adstringierenden Wirkung zur Behandlung von Blutungen empfohlen. Der Granatapfel enthält unter anderem ein Alkaloid namens Pelletierin, das stark wurmaustreibend wirkt und deshalb in der Volksmedizin – nicht aber in den offiziellen Arzneibüchern – verwendet wird, um die sogenannte Helminthiasis oder Wurmerkrankung zu bekämpfen, den Befall durch parasitische Würmer.

Die antioxidative Wirkung des Granatapfelsafts geht zu 90 Prozent auf die enthaltenen Tannine zurück. Damit ist er in der Lage, die freien Radikale einzufangen, die bekanntermaßen die Hauptschuld an der Zellalterung tragen.

Wer Granatapfelsaft trinkt (aus dem auch der wunderbar durststillende Grenadinesirup hergestellt wird), verringert seine kardiovaskulären Risikofaktoren, schützt seine Gelenkknorpel und senkt sein Arthroserisiko. Anerkannt ist ebenso seine vorbeugende Wirkung bei einigen Tumorerkrankungen wie denen der Mundhöhle, des Darms, der Prostata und der Brust. In jüngster Zeit wird der Granatapfel auch in der Kosmetik geschätzt, wo er für feuchtigkeitsspendende und hautaufhellende Präparate sowie Mittel zur Behandlung von Hautproblemen verwendet wird.

Ich möchte Ihnen nun einen Artikel zu lesen geben, der sich unter meinen wissenschaftlichen Zeitungsausschnitten befindet und sich mit der im Labor untersuchten Wirkung des Granatapfels beschäftigt. Hier eine Zusammenfassung des Artikels, die am 10. Januar 2006 im *Corriere della Sera* erschienen ist:

Mit Granatapfelsaft gegen Prostatakrebs
Die (auch im grünen Tee) enthaltenen Antioxidanzien blockieren Krebszellen und verlangsamen ihr Wachstum.

Mailand – Auch der regelmäßige Verzehr einer natürlichen Substanz wie des aus der Frucht des Granatapfelbaums gewonnenen Granatapfelsafts kann die Entwicklung von Prostatatumoren hemmen. Dies legt eine vor kurzem auf der Internetseite der wissenschaftlichen Fachzeitschrift PNAS *(Proceedings of the National Academy of Science)* veröffentlichte Studie nahe. In der Tat hat eine Gruppe von Wissenschaftlern der medizinischen Fakultät der University of Wisconsin (USA) nachgewiesen, dass die starken Antioxidanzien im Granatapfel Tumorzellen töten und ihre Teilung verlangsamen können.

Viele Personen empfinden die Aussicht, dass ein natürliches Heilmittel zur Krebsvorsorge beitragen kann, als vielversprechend. Der starke Konsum von Produkten, die mit mehr oder weniger großer Berechtigung das Tumorrisiko zu senken versprechen, unterstreicht die Notwendigkeit, eine »alternative« Lösung für eine der beängstigendsten Krankheiten unserer Zeit zu finden. Im Übrigen ist sogar in der Schulmedizin die heilende oder vorbeugende Kraft natürlicher Substanzen oft Grundlage der Forschungen.

Zu der Entscheidung, die Wirkung des Granatapfelsafts auf Tumoren zu untersuchen, war man gelangt, da diese Frucht Antioxidanzien enthält (wie sie auch im Rotwein und im grünen Tee zu finden sind), die nachweislich die Lebensfähigkeit von Krebszellen beeinflussen können. Die amerikanischen Wissenschaftler zeigten im Labor, dass mit Granatapfelextrakt behandelte Krebszellen absterben (je größer die verwendete Menge, desto wahrscheinlicher die zerstörerische Wirkung). Anschließend überprüften sie die Wirkung des Fruchtextrakts bei Mäusen, denen Prostatakrebszellen injiziert worden waren: Eine Gruppe von Mäusen wurde mit Wasser, eine weitere mit Wasser und 1 Prozent Granatapfelextrakt und eine dritte mit Wasser und 2 Prozent Granatapfelextrakt behandelt. In der letzten Gruppe schritt der Krebs bedeutend langsamer fort, und auch der Wert des prostataspezifischen Antigens (PSA), des wichtigsten Markers für Prostatakrebs, ging zurück. Die Autoren zogen daraus den Schluss, dass Granatapfelsaft dank der enthaltenen Antioxidanzien ein beachtliches Potenzial besitzt, als Wirkstoff zur Vorbeugung oder gar Behandlung von Prostatakrebs in Frage zu kommen.

Dazu Epifanio Scardino, stellvertretender Leiter der urologischen Abteilung des Istituto Europeo di Oncologia in Mailand: »Zahlreiche epidemiologische Studien bestätigen, dass die Ernährung eine wesentliche Rolle als Mitursache bei der Entstehung von Prostatakrebs spielt (bei Männern ist dies der Tumor, der am zweithäufigsten zum Tode führt). Es ist zu beobachten, dass diese Erkrankung vermehrt bei Übergewichtigen und bei Männern auftritt, die zu viele tierische Fette, Milch und Milchprodukte verzehren. Die Ernährung beeinflusst alle Tumoren: Es ist keineswegs unvorsichtig zu sagen, dass die Vorsorge bei Tisch und damit beginnt, dass wir unsere Nahrung durch Stoffe ergänzen, welche die normalen Zellen schützen und verhindern, dass sie sich verändern und zu Tumorzellen werden.«

Sollte der Granatapfelsaft also Bestandteil der männlichen Ernährung sein? Dazu Scardino: »In den asiatischen Ländern ist Prostatakrebs sehr selten, und der Grund dafür liegt tatsächlich in der Ernährung, zum Beispiel im Verzehr von Soja und grünem Tee, die beide reich an Phytoöstrogenen sind. Darüber hinaus enthält die Tomate eine Substanz namens Lycopin, die offenbar vor allem in Kombination mit Spurenelementen, Vitamin E und Selen die gleiche vorbeugende Wirkung hat. Was den Granatapfel angeht, so wird die wohltuende Wirkung der in seinem Saft enthaltenen Antioxidanzien und natürlichen Phytoöstrogene seit Jahren diskutiert. Im Mai 2005 veröffentlichte *Reuthers Health* einen Artikel über eine klinische Studie mit 48 Männern mit Prostatakarzinom und erhöhten PSA-Werten: Sie kam zu dem Schluss, dass der tägliche Verzehr von 200 Millilitern Granatapfelsaft eine gute Wirkung zeigt und den Zeitraum, in dem sich der PSA-Wert verdoppelt, bedeutend verlängert.«[13]

Von der Orange war bereits im letzten Kapitel die Rede, aber da wir gerade bei den »Roten« sind, lohnt es sich, ein weiteres sehr gesundes Saisonobst zu erwähnen: die *Blutorange* – saftig, duftend und mit kräftig rotem Fruchtfleisch. Dank ihres Vitamin-C-Gehalts erleichtert diese Zitrusfrucht die Aufnahme von Eisen, aber nicht nur das. Sie unterstützt die Bildung des Bindegewebes, das die Organe des Körpers umgibt und hält, regt das Immunsystem an, fängt freie Radikale und entfaltet so eine stark antioxidative Wirkung.

Die Blutorange enthält noch weitere »gute Vitamine«, unter anderem Vitamin A und B_1, die für Sehvermögen und Zell-

---

13 Quelle: Malik, A., et al.: »Pomegranate fruit juice for chemoprevention and chemotherapy of prostrate cancer«, *Proceedings of the National Academy of Sciences of the United States of America* 102 (41), 11. Oktober 2005, S. 14813–14818, www.pnas.org/content/102/41/14813.full?sid=aebccc90-31ad-4e26-b835-b6581cac045f

wachstum nützlich sind und helfen, einen Schutzschild gegen äußere Einflüsse aufzubauen.

Sie ist eine gute Quelle für Calcium, Kalium und Pektine – lösliche Ballaststoffe, die sättigen und die Aufnahme von Zucker (Glucose) und Fetten (Lipiden) im Darm verlangsamen.

Von der Orange wird nichts weggeworfen! Erinnern Sie sich daran, dass ein Orangenschalenabsud dank seiner ätherischen Öle karminative Wirkung hat, das heißt einen aufgetriebenen Bauch besänftigen hilft.

Kommen wir nun zur *roten Paprika*, die bisweilen schwer verdaulich, wegen ihres hohen Vitamin-C-Anteils aber sehr nützlich sein kann.

Der wissenschaftliche Name der Pflanze lautet *Capsicum annuum*, doch in diesem Fall kann die botanische Bezeichnung in die Irre führen, da diese Pflanzenart auch die scharfe Variante – die Chilischote – einschließt.

Die Paprika stammt aus Mittel- und Südamerika, wo sie wild wächst, inzwischen seit Jahrhunderten bekannt ist und angebaut wird. Wie es in der Literatur heißt, ist sie wohl mit Christoph Kolumbus auf seiner ersten Reise nach Europa gekommen.

Die therapeutischen Eigenschaften vor allem der roten, süßen Paprika sind seit der Antike bekannt. So hat man zum Beispiel herausgefunden, dass sie mehr Vitamin C enthält als andere Gemüsesorten und sogar die Zitrone, die Orange und die roten Johannisbeeren übertrifft. Unglaublich, aber wahr: 100 Gramm Paprika liefern 153 Milligramm Vitamin C, 100 Gramm Tomaten aber nur 21 Milligramm und 100 Gramm Zitronen oder Orangen knapp 50 Milligramm.

Das ist beeindruckend, wenn man bedenkt, dass der Tagesbedarf bei 60 Milligramm liegt.

Die süße Paprika enthält auch viel Vitamin P, das zur Stärkung des gesamten Herz-Kreislauf-Systems beiträgt, indem es die Blutgefäße kräftigt, während das Vitamin C ihr Inneres von Cholesterinablagerungen befreit.

Man sollte auch die anderen Inhaltsstoffe der Paprika wie die Vitamine A und E sowie die Mineralstoffe Phosphor und Kalium nicht vernachlässigen, das besonders reichlich vorhanden ist: 100 Gramm Paprika enthalten ganze 190 Milligramm davon!

Das ist natürlich nicht mit dem Kaliumgehalt der Banane zu vergleichen, die gut 380 Milligramm davon enthält, oder dem des Fenchels, bei dem es nicht weniger als 784 Milligramm sind. Andererseits muss man nur an Tomate, Kürbis und Radicchio denken, in denen sich keine Spur davon findet …

Um den größten therapeutischen Nutzen aus der süßen Paprika zu ziehen, sollte man sie am besten roh oder im Salat genießen, da sie wie die meisten anderen Gemüsesorten beim Garen 50 Prozent ihrer Nährstoffe verliert.

Welche Substanz aber verleiht der Paprika ihre typische Schärfe? Sie heißt Capsaicin und gehört zur Gruppe der Alkaloide (natürliche Stoffe pflanzlichen Ursprungs mit – je nach Art und Dosis – nachgewiesenen heilenden oder toxischen Eigenschaften). Ihre wichtigste Funktion ist, dass sie die Schleimhäute des Mundes und des Magens reizt, auf diese Weise die Produktion der Magensäfte anregt und so die Verdauung erleichtert. Leider ist Capsaicin sehr wärmeempfindlich, leidet also unter der Hitze des Kochprozesses. Aus diesem Grund sollte man Paprika lieber roh zu sich nehmen, um am meisten von ihren verdauungsfördernden Eigenschaften zu profitieren.

Präparate auf der Grundlage von Capsaicin werden verwendet, um Arthritissymptome zu lindern. In Kolumbien bestand ein volksmedizinisches Heilmittel bei Hämorrhoiden darin, sie mit Chilipulver einzureiben. Capsaicin ist auch die Grundlage der weniger gefährlichen Tränengase und Reizstoffe.

Kommen wir nun zu den kleinen roten Früchten: Kirschen, Heidelbeeren, Brombeeren, Johannisbeeren und Erdbeeren. Trotz ihrer geringen Größe sind sie wichtige Verbündete der Gesundheit, des Wohlbefindens und der Schönheit. Sie enthalten nicht nur verschiedene Mineralstoffe und Vitamine, sondern auch Polyphenole in konzentrierter Form. Diese natürlichen Substanzen sind in der Lage, uns vor dem Angriff der freien Radikale zu schützen, die – wie wir uns erinnern – »Abfallmoleküle« sind und als Hauptverantwortliche für die vorzeitige Zellalterung gelten. Die konservative Argumentation ist nie verkehrt: Unser Körper ist durchaus selbst in der Lage, freie Radikale zu bekämpfen, aber übertriebene Sonneneinstrahlung, Medikamentenmissbrauch, eine obst- und gemüsearme Ernährung sowie Stress können dazu beitragen, dass sie sich anhäufen. Dadurch entsteht oxidativer Stress, den der Verzehr von rotem Obst einzudämmen helfen kann. Wegen ihres hohen Anteils an sogenannten »unlöslichen« Ballaststoffen sind sie ferner ein hervorragendes Mittel gegen chronische und gelegentliche Verstopfung, da sie die Darmperistaltik anregen.

Neuesten Forschungen zufolge ist unter den wohltuenden Substanzen, die in diesen Früchten sowie im Granatapfel enthalten sind, ein ganz besonderer Stoff: die Ellagsäure, ein Polyphenol mit stark antitumoraler und antioxidativer Wirkung.

Sie hemmt offenbar die Entwicklung von Tumoren, indem sie krebserregende Substanzen blockiert und dafür sorgt, dass weniger davon im Körper aufgenommen werden. Später, wenn von den Brombeeren die Rede sein wird, werden wir uns noch ausführlicher damit beschäftigen.

Alle diese Früchte enthalten reichlich Zucker und organische Säuren (Zitronen-, Wein-, Apfel- und Oxalsäure), die ihnen ihren säuerlichen Geschmack sowie wichtige Eigenschaften verleihen.

Jetzt aber aufgepasst, denn nun geht es um eine meiner Lieblingsobstsorten, die *Erdbeere*. Jahrelang hat diese rote Aspirintablette mit grünem Hut eine gegen Salicylsäure (also Aspirin) allergische Freundin k.o. geschlagen, da sie so viel davon enthält!

Die Erdbeere ist die Frucht der gleichnamigen krautigen Pflanze aus der Familie der Rosengewächse, Gattung *Fragaria*, zu der sieben Arten gehören. Die Gattungsbezeichnung leitet sich vom lateinischen Wort *fragum* für »Erdbeere« ab. In Italien ist die Sorte *Fragaria vesca* am weitesten verbreitet, die dort seit dem 18. Jahrhundert angebaut wird.

Neben ihrem Reichtum an Salicylsäure enthält die Erdbeere zudem Vitamin C: 100 Gramm der Frucht liefern nicht weniger als 54 Milligramm. Eine Handvoll süße, rote Früchte deckt praktisch den gesamten Tagesbedarf! Außerdem liefert sie Kalium, Calcium, Apfel-, Zitronen-, Wein-, Ascorbin- und Ellagsäure.

Wie wir wissen, erfüllt Vitamin C viele Aufgaben im Körper: Es schützt vor freien Radikalen, beugt Herz- und Kreislauferkrankungen vor, unterstützt die Wundheilung, verbessert die körperliche Reaktion bei jahreszeitlich bedingten

Erkältungen, stärkt die Immunabwehr, senkt den Cholesterinspiegel und erleichtert die Eisenaufnahme.

Sprechen wir nun über die ursprünglich aus Vorderasien stammende *Kirsche*, die meine »bessere Hälfte« gar nicht mag und die es deshalb selten bei uns zu Hause gibt. Geschmack und Farbe können je nach Sorte stark variieren: von dunkelrot bis rosa, von kräftig süß bis durchdringend sauer. Die Kirsche liefert Vitamin A, Vitamin C sowie Mineralstoffe, allen voran Eisen, Calcium, Phosphor, Kalium und Magnesium. Es fehlt auch nicht an wertvollen Spurenelementen: Chlor, Schwefel, Natrium, Zink, Kupfer, Mangan, Brom und Nickel.

Die Kirsche enthält wie die Erdbeere viele organische Säuren wie Apfel-, Zitronen-, Oxal-, Wein- und Bernsteinsäure.

Die vorhandenen Anthocyanine – starke Antioxidanzien, die freie Radikale bekämpfen und eine vermehrte Ablagerung von »schlechten« Fetten in den Arterien verhindern können – machen die Kirsche im Hinblick auf die Ernährung noch bedeutender.

Dank der enthaltenen Anthocyanine verhindert sie Infekte, wirkt antirheumatisch, entschlackend, entgiftend, harntreibend, leberschützend, abführend, sie liefert Mineralstoffe und hemmt Entzündungen.

Köstlich und samtig, nicht nur im Hinblick auf den Geschmack, ist die *Himbeere*! Sie wird auch »Haarbeere« oder »Rote Brombeere« genannt und ist die Frucht eines stacheligen und wild wachsenden Strauchs, der in den Gebirgswäldern der gemäßigten Zonen Europas und Asiens wächst.

Sie ist recht widerstandsfähig, wächst und gedeiht, wenngleich sie gemäßigte Zonen und nährstoffreiche Böden bevorzugt, ohne größere Probleme in bis zu 1500 Metern Höhe. Sie leidet unter zu viel Regen, der den reifen Früchten schadet.

Die Himbeere gehört zu den Sammelsteinfrüchten. Sie ist von einem kräftigen, ins Magenta gehenden Rot.

Sie enthält viele Tannine (Antioxidanzien und Adstringenzien, die die Aufnahme von Eiweiß und Zucker verringern), Flavone (antioxidative, blutdrucksenkende und gerinnungshemmende Substanzen), Vitamin A und C, Calcium, Eisen, Phosphor und Phenole. Wie die Erdbeere enthält sie organische Säuren, unter anderem Apfel-, Essig-, Bernstein- und Salicylsäure.

Welcher Obstsalat profitiert nicht von einer Handvoll *Heidelbeeren*? Manche verwenden sie vielleicht mehr wegen ihrer kräftig blauvioletten Farbe und ihres Geschmacks als wegen ihres Nährwerts, aber möglicherweise irre ich mich auch ... Viele Damen haben schon einmal Tabletten auf Heidelbeerbasis gegen schwere Beine genommen. In der Tat ist die Heidelbeere in der Behandlung chronischer Veneninsuffizienz bekannt und wird deshalb als Gefäßschutz bezeichnet.

Es sind mindestens hundert Heidelbeersorten auf dem (allerdings nicht einheimischen) Markt. Die kleinen Sträucher wachsen in sehr unterschiedlicher Umgebung und sind sowohl in den Alpen als auch im Apennin leicht zu finden.

Ihre Früchte wurden bereits in der Renaissance wegen ihrer heilenden Wirkung genutzt, die sie Substanzen wie den Anthocyanosiden (Delphinidin, Malvidin, Petunidin, Cyanidin) zu verdanken haben. Zusammen mit dem Vitamin C schützen sie das Gefäßsystem, da sie eine wohltuende Wirkung auf den Kreislauf und auf schwache Kapillargefäße ausüben.

Die Heidelbeere enthält auch Vitamin A, Zucker, Tannin, Pektine, organische Säuren (Zitronen-, Apfel-, Oxal-, Wein-, Benzoe- und Chinasäure) sowie Mineralstoffe.

So herb und doch so nützlich: Die Rede ist von der *roten Johannisbeere!* Haben Sie sie schon einmal im Salat zusammen mit Tomaten, jungem Salat und Gurken genossen? Sie garantiert ein wahrlich interessantes Geschmackserlebnis, vor allem kombiniert mit Würfelchen von Feta- oder reifem Hartkäse.

Die kleinen rundlichen roten Beeren sind zu mehr oder weniger dichten Trauben angeordnet. Die Johannisbeere enthält Zucker wie Glucose und Fructose, Vitamin A und C. Unter den organischen Säuren stechen besonders Zitronen-, Apfel-, Glycol- und Weinsäure hervor. Darüber hinaus liefert sie Mineralstoffe wie Phosphor, Calcium, Kalium und Eisen.

Auch die Johannisbeere ist reich an Anthocyanen, bei denen es sich – wie ich gern noch einmal wiederhole – um die Farbstoffe handelt, die ihr die typische Farbe verleihen.

Die Johannisbeere liefert viel Kalium (100 Gramm rote Beeren enthalten 370 Milligramm). Es ist im Sport von Nutzen, sorgt für reaktionsschnelle Muskeln und verhindert die überaus unangenehmen Krämpfe. Dies gilt allerdings nicht nur für Sportler: Auch meine weniger bewegungsfreudige Mutter sollte reichlich Gebrauch davon machen! Um den Tagesbedarf an Kalium zu decken, müsste man natürlich fast 1 Kilogramm Johannisbeeren essen. Es empfiehlt sich also, sie mit einem noch kaliumreicheren Nahrungsmittel zu kombinieren.

Ebenso reich sind sie an Vitamin C (Ascorbinsäure): In 100 Gramm roten Johannisbeeren finden wir 200 Milligramm davon. Somit ließe sich mit 40 Gramm der roten Beeren der Tagesbedarf an Ascorbinsäure decken.

Wenn ich hier von einer dunklen Schönheit spreche, meine ich damit nicht meine Seelenverwandte, sondern die dunkelviolette rundliche Frucht des *Brombeer*strauchs aus der Familie der Rosengewächse.

Leider ist die Brombeere nicht besonders vitamin- und mineralstoffreich: Nur Kalium und Phosphor stechen mit 260 und 48 Milligramm pro 100 Gramm der verzehrfertigen Beeren hervor.

Bezüglich des Ellagitanningehalts aber trägt die Brombeere zweifellos den Sieg davon: Die Bandbreite kann von mindestens 900 Milligramm bis maximal 4 Gramm pro Kilo reichen. Was sind Ellagitannine? Komplexe Moleküle, die große Mengen Ellagsäure freisetzen können. In wissenschaftlichen Labors wird diese Substanz wegen ihrer zahlreichen Schutzfunktionen untersucht. Sie gehört zu den Polyphenolen und ist ein wirkungsvolles Antioxidationsmittel. Ellagitannine sind nur in einer begrenzten Zahl von Nahrungsmitteln enthalten, unter anderem eben in der Brombeere, Himbeere, Walnuss, Johannisbeere, Erdbeere und dem Granatapfel.

Diese Stoffe wurden lang und breit von den Wissenschaftlern des Istituto Agrario di San Michele all'Adige erforscht, die sich mit den nutrazeutischen Eigenschaften von Brombeere und Himbeere beschäftigen. Den Laborberichten zufolge sieht es aus, als würden sie Arteriosklerose vorbeugen, die erbgutschädigende Wirkung von Nikotin verändern und entgiftend wirken, indem sie krebserregende Stoffe binden, sie so ihrer Wirkung berauben und damit die Tumorbildung verhindern. Sie sollen ferner die Wundheilung unterstützen, chemisch induzierte Leberfibrose umkehren, das Wachstum »entarteter« Zellen im menschlichen Darm verlangsamen und die Entwicklung von mit humanen Papillomviren infizierten Zellen verhindern, was unmittelbar mit Gebärmutterhalskrebs in Verbindung steht. Zu guter Letzt hat es den Anschein, als würden sie Prostatatumoren verhindern und die Chromosomen (die DNS) vor Strahlenschäden schützen.[14]

Meine Empfehlungen für Ihre Küche

Hier ein paar einfache Verwendungsmöglichkeiten für unsere roten Freunde. Der Reihenfolge dieses Kapitels entsprechend beginnen wir mit dem Abschluss der Mahlzeit und einem Granatapfelrezept, um die Verdauung zu unterstützen und Antioxidanzien zu tanken.

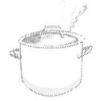 Granatapfelgelee

Das Granatapfelgelee ist eine rubinrote Konfitüre mit süßem, kräftigem und leicht säuerlichem Geschmack. Sie können es wie Marmelade auf Zwieback essen oder zu Hartkäse reichen.

5 Granatäpfel à circa 250 g
Agar-Agar
Saft von 1 Zitrone
350 g Rohrzucker

Granatapfel schälen und die Kerne durch die Passiermühle drehen (Passierscheibe mit der größten Lochung verwenden). Saft in einem Topf sammeln (bitte messen Sie ab, wie viel Saft

---

14 Interessante Notizen dazu finden sich auf der Seite der American Cancer Society: www.cancer.org/docroot/ETO/content/ETO_5_3x_Ellagic_Acid.asp

die Granatäpfel ergeben: 1 Päckchen Agar-Agar mit ungefähr 6 Gramm reicht für 0,5 Liter Flüssigkeit), Zitronensaft und Zucker zugeben und vorsichtig erhitzen. Agar-Agar einrühren und alles ungefähr 10 Minuten köcheln lassen.

Granatapfelsaft auf kleine Becher verteilen. Wenn das Gelee fest ist, neben die Teller der Gäste stellen. Es schmeckt wirklich köstlich zu einfachem Quartirolo Lombardo oder reifen Hartkäsesorten, aber auch hervorragend zu Feta- und Streichkäse.

 Paprika-Frischkäse-Röllchen

3 rote Paprika
200 g Caprino-Frischkäse
2 EL Paniermehl
1 EL in Essig eingelegte Kapern
1 EL gehackte Petersilie
½ EL getrockneter Oregano
1 Prise Chilipulver
3 EL natives Olivenöl extra
10 schwarze entkernte Oliven
Salz, Pfeffer

Paprika in breite Streifen schneiden und in einer gusseisernen Grillpfanne anbraten. An allzu dunkel geratenen Stellen die Haut entfernen und die Paprika abkühlen lassen.

Aus den übrigen Zutaten in einer Schüssel eine Creme herstellen. Falls sie zu fest ist, noch etwas Olivenöl dazugeben.

Gegrillte Paprika mit der Creme bestreichen, aufrollen und mit einem Zahnstocher fixieren. Wer sehr geduldig und geschickt ist, kann die Röllchen mit Schnittlauch verschnüren (das kräftige Grün des Schnittlauchs bildet einen schönen Kontrast zum Rot der gegrillten Paprika).

 Großer Salat, ganz in Rot

Dies ist eines der Rezepte, die ich am häufigsten während eines Jahreszeitenwechsels zubereite.

120 g Heidelbeeren
120 g Himbeeren
120 g Johannisbeeren
Aceto balsamico
natives Olivenöl extra
Salz
Zucker
1 Kartoffel
1 Karotte
200 g Radicchio
1 Frühlingszwiebel
1 Tomate
2 rote Paprika

Für die Soße Heidelbeeren, Himbeeren und rote Johannisbeeren in eine Schüssel geben. Aceto, Öl, Salz und Zucker dazugeben. Beeren mit der Gabel zerdrücken und mindestens 1 Stunde ruhen lassen.

Kartoffel und Karotte kochen und in Stücke schneiden. Abkühlen lassen. Radicchio, Frühlingszwiebel, Tomate und Paprika in feine Streifen schneiden. Alle Zutaten in eine Salatschüssel geben und mit der Waldfruchtsoße anmachen.

17. Die Dame in Schwarz und ihr treuer Gefährte: die Traube und das Resveratrol

Um etwas für seine Gesundheit zu tun, ist es auch sinnvoll, Rotwein zu den Mahlzeiten zu trinken. Für Männer ist die ideale Menge ein Glas, für Frauen ein halbes.

Die Vermählung zwischen der Traube (der Frucht der Weinrebe *Vitis vinifera*) und dem Wohlbefinden des Menschen fand bereits in der Steinzeit statt. Diese Ehe hat sich über die Jahrtausende gefestigt und stößt heute auf immer größere wissenschaftliche Zustimmung und Bestätigung.

Diese süße und leckere Frucht ist ein wahres Schatzkästlein voll interessanter Nährstoffe, die viele Experten sogar mit der Wirkung einiger Arzneimittel vergleichen.

Die Angelegenheit ist höchst interessant … Tumoren, Arteriosklerose und kosmetische Behandlungen sind die wichtigsten Bereiche, in denen die Traube im positiven Sinne die absolute Hauptrolle spielen kann. In der Tat finden wir in der Traube Ballaststoffe, leicht absorbierbare Zucker wie Glucose und Fructose (Dextrose und Lävulose), die Vitamine A, B_1, B_2, B_3 oder PP, C sowie Mineralstoffe wie Kalium, Mangan, Eisen, Calcium, Magnesium, Phosphor, Jod, Arsen, Carbon und Bor.

Besonders auserwählt und mit der Goldmedaille prämiert aber werden die Anthocyanidine: Sie sind nicht nur für die Farben Rot, Blau und Violett aus der ursprünglichen Palette der Natur verantwortlich. Sie verfügen auch über große antioxidative Kraft und sind in der Traube in unvergleichlich großen Mengen vorhanden: Sie gehören zur Gruppe der Flavonoide und machen 85 bis 95 Prozent der vorhandenen Polyphenolverbindungen dieses Typs aus. Die Flavonoide sind auch für die Pflanzen selbst wertvoll und schützen sie vor der UV-Strahlung, während sie uns vor altersbedingten Degenerationserscheinungen bewahren können. Sie sind eine entscheidende Hilfe bei der Behandlung chronischer Krankheiten, da sie vor den Angriffen freier Radikale schützen, auf diese Weise die Zellalterung unterbinden und Entzündungsprozessen entgegenwirken. Moderne Studien widmen sich verstärkt dem Verständnis, wie und weshalb die Flavonoide im Allgemeinen für unsere Gesundheit wichtig sind. Es wurde sogar beobachtet, dass die Abwesenheit dieser Substanzen im menschlichen Organismus zunächst akute, später chronisch-degenerative Erkrankungen verursacht.

Die Flavonoide sind natürliche »Farbstoffe« und konzentrieren sich deshalb in einem sehr dünnen, aber auch sehr kräftigen Teil der Traube: der Schale der Weinbeere. Sie enthält einzigartige Substanzen mit pharmakologischen Eigenschaften, denen die Wissenschaft inzwischen aufrichtige Beachtung schenkt.

Aus dieser Gruppe sticht besonders das Resveratrol heraus. Es soll krebshemmend und blutverdünnend wirken, was die Bildung von Blutgerinnseln verringern kann. Als Antioxidans verhindert Resveratrol die Oxidation des LDL-, also des »schlechten« Cholesterins.

Angesichts seiner strukturellen Ähnlichkeit zu synthetischen Östrogenen (Hormonen) scheint es zudem, als könne es als Hormonantagonist fungieren und im Besonderen Östrogene blockieren. Im Hinblick auf das Wachstum hormonabhängiger Tumoren ist dies ein wichtiger Faktor.

Resveratrol gilt zudem als lebensverlängernd. Die östliche Medizin arbeitet häufig mit einer Pflanze, die große Mengen davon enthält: dem japanischen Staudenknöterich *(Polygonum cuspidatum)*, mit dem Herz- und Leberstörungen behandelt werden.

Bei der Traube findet sich das Resveratrol ausschließlich in der Schale. Die Schale der roten Weinbeere enthält pro Gramm Trockengewicht 50 bis 100 Mikrogramm davon, im Rotwein ist es in Konzentrationen von ungefähr 1,5 bis 3 Milligramm pro Liter vorhanden. Bei Laborratten, denen Resveratrol verabreicht wurde, gingen vorhandene Hautkrebserkrankungen um 98 Prozent zurück.

Wein- und Gallussäure sind weitere Antioxidanzien, die zwar *nicht* zu den Flavonoiden zählen, aber ebenfalls in der Traube vorkommen. Erstere – die Weinsäure – reguliert den pH-Wert und hat eine erfrischende, entgiftende und leicht abführende Wirkung. Sie wird im Allgemeinen als Lebensmittelzusatzstoff mit der Kennzeichnung E334 verwendet und ist verschiedentlich in der Pflanzenwelt anzutreffen, vor allem in Trauben und Tamarinden, gefolgt von Gurken, Kartoffeln und Ananas. Die Gallussäure hat adstringierende Eigenschaften. Sie ist zudem ein Antioxidans, dessen blutstillende Wirkung uns zugutekommt und das in Fällen von Menorrhagie (abnormem Blutverlust während der Monatsblutung) eingesetzt wird.

Wie ich bereits in der Einleitung zu diesem Buch erwähnt habe, liefern jüngste Forschungen einen weiteren Grund für die Empfehlung, ein Glas Rotwein zum Essen zu trinken: Der Wein ermöglicht die Regulation unserer biologischen Uhr, das heißt des Hormons Melatonin, das vom Gehirn produziert wird. Weine aus den Rebsorten Nebbiolo, Sangiovese, Merlot und Cabernet Sauvignon enthalten am meisten davon.

Die Traube ist in Fällen von Anämie als Lieferant leicht assimilierbaren Eisens, bei Arthritis und Rheuma wegen ihrer harntreibenden Wirkung, bei Verstopfung wegen der enthaltenen Ballaststoffe und natürlichen abführenden Substanzen sowie in der Schwangerschaft oder Rekonvaleszenz wegen ihrer Entgiftungswirkung empfohlen.

Ein weiterer wichtiger Hinweis: Wir haben von der »Dame in Schwarz«, nicht »in Weiß« gesprochen. Warum? Vom Standpunkt der Ernährung betrachtet, gibt es keinen Unterschied, allerdings »siegt« die dunkle Traube aufgrund ihres höheren Eisengehalts und weil sie zwanzigmal mehr Flavonoide enthält als die weiße.

Hier zusammengefasst nun einige Neuigkeiten aus dem wissenschaftlichen Internet, im Besonderen von der Seite www.mednews.it, die in der akademischen Welt große Bedeutung hat, da sie über viele der neuesten Erkenntnisse informiert:

Gesicherte epidemiologische Daten bestätigen den Zusammenhang zwischen dem ausgiebigen Verzehr bestimmter Obstsorten und einem geringeren Risiko für bestimmte chronisch-degenerative Erkrankungen wie Krankheiten der Gefäße und der Netzhaut oder einige Tumorarten (Yasmin, T., et al., *Research Communications in Pharmacology and Toxicology* 2003, 8). In letzter Zeit gilt die Aufmerksamkeit der Wissenschaftler einer Reihe bioaktiver Verbindungen (Phenolen und organischen

Säuren), den Proanthocyanidinen, die antimikrobielle, entzündungshemmende und antioxidative Eigenschaften besitzen. Sie können zum Beispiel aus Traubenkernen (GSPE), Waldfrüchten und Storchschnabelgewächsen *(Geraniaceae)* gewonnen werden und zeigen bemerkenswerte therapeutische Eigenschaften, die im Übrigen längst von der Volksmedizin genutzt werden (Maldonado, D., et al., *Journal of Agricultural and Food Chemistry* 2005, 53).

Es wurden verschiedene Wirkmechanismen entdeckt, welche die Eigenschaften dieser Moleküle erklären können: Was die antimikrobielle Wirkung angeht, ist gut dokumentiert, welche Rolle die Proanthocyanidine dabei spielen, das Anhaften von Bakterien an der Oberfläche von Epithel- und Endothelzellen zu verhindern. Dieses Phänomen ist die Grundvoraussetzung für die Entwicklung von Kolonisations- und Infektionsprozessen durch zahlreiche Krankheitserreger (Puupponen, R., et al., *Applied Microbiology and Biotechnoly* 2005, 67).

Diese Verbindungen sind auch hervorragende Antioxidanzien: Sie verhindern die Peroxidation der Phosphatidylcholine in den Zellmembranen und bewahren so die Integrität der Endothel- und Epithelzellwände, neutralisieren im Umlauf befindliche freie Radikale (DPPH-Test) und hemmen die Oxidation von LDL (Vuorela, S., et al., *Journal of Agricultural and Food Chemistry* 2005, 53).

In vitro kann sich ihre antioxidative Wirkung mit der von Resveratrol und Ascorbinsäure messen (Maldonado, a.a.O.). Die Proanthocyanidine wirken ferner stark entzündungshemmend und sind diesbezüglich durchaus mit der Acetylsalicylsäure vergleichbar (Subarnas, A., et al., *Phytomedicine* 2000, 7).

Man versteht also, weshalb diese Verbindungen medizinische Verwendung fanden und finden. Ihre bereits beschriebene entzündungshemmende, gefäßschützende und antimikrobielle Wirkung (Martin Argon, S., et al., *Phytotherapy Research* 1998, 12 Suppl. I) wird bei Lymphödemen oder tiefer Veneninsuffizienz genutzt, um durch Stauungen oder nachfolgende Sekundärinfektionen verursachte Entzündungen zu bekämpfen, die Durchlässigkeit von Lymphgefäßen und Venen zu normalisieren und so ihre endotheliale Integrität zu gewährleisten.

In der Behandlung von interstitiellen Ödemen und Lymphödemen werden auch andere natürliche Verbindungen eingesetzt. Von besonderer Bedeutung sind hier die Benzopyrone, auch »Cumarine« genannt, und das Troxerutin.

Im Jahr 1993 veröffentlichte J. R. Casley-Smith eine randomisierte placebokontrollierte Doppelblindstudie mit 104 an Filariose erkrankten Patienten mit ausgeprägten Lymphödemen (Casley-Smith, J. R., *British Medical Journey* 1993, 307). Die Verabreichung von Cumarin führte nicht nur zu einer statistisch bedeutsamen Verbesserung ($p < 0{,}001$) der Ödeme, sondern auch zu einem deutlichen Rückgang ($p < 0{,}01$) der damit einhergehenden Entzündung. Casley-Smith nahm an, dass die Benzopyrone das Volumen der eiweißreichen Ödemflüssigkeit verringern konnten, da sie den proteolytischen Prozess durch die Makrophagen anregten. Zudem wurde vor kurzem nachgewiesen, dass Cumarin entzündungshemmende Eigenschaften besitzt, da es Cyclooxygenasen und Lipoxigenasen hemmt (Nicolaides, D., et al., *European Journal of Medicine Chemistry* 2004, 39) und die Ansammlung von neutrophilen Granulozyten im entzündeten Gewebe reduziert, indem es deren Chemotaxis unterbindet (Dobner, M., et al., *Planta Medica Journal* 2004, 70).

Auch die Kombination von Cumarin und Troxerutin wird bei der Behandlung dieser Ödemerkrankungen häufig und mit positiven Ergebnissen sowohl hinsichtlich ihrer Wirksamkeit als auch ihrer Sicherheit und Verträglichkeit eingesetzt: 2002 veröffentlichte W. Vanscheidt eine Studie mit 231 Patienten, die an chronischer Veneninsuffizienz litten (Vanscheidt, W., et al., *Vasa* 2002, 31). Die Ergebnisse bestätigten die gewebsentwässernde Wirkung dieser Kombination sogar bei Patienten, die Entstauungstherapie und Kompressionsbehandlung nach kurzer Zeit unterbrochen hatten.

Die Kombination ist auch im Hinblick auf Anwendungssicherheit und Verträglichkeit von Vorteil: Sowohl in klinischen Studien (Schmeck, L., et al., *International Journal of Clinical Pharmacology* 2003, 41) als auch in präklinischen Studien (Adam, B., et al., *Phytomedicine* 2005, 12) wurde das völlige Fehlen von Nebenwirkungen bei dieser Behandlung bestätigt. Darüber hinaus senkt Troxerutin die Plasmakonzentration der Cumarinmetaboliten, entfaltet so eine leberschützende Wirkung und hemmt eine mögliche Lipidperoxidation auf Leberebene, die diese Metaboliten verursachen könnten.

An dieser Stelle bekommen Sie ausnahmsweise mal kein Rezept von mir: Trinken Sie ein Glas Rotwein zu den Mahlzeiten, das ist alles – sprach der Abstinenzler ...!

18. Schrumpelige Snobs – Trockenfrüchte

Früher galten sie als »ärmliche Nahrungsmittel« ... Von wegen arm! Sie sind mehr als reich! Ich spreche von Trockenfrüchten, genauer gesagt von Datteln, Wal- und Haselnüssen, Pistazien sowie Mandeln, die nicht nur auf den Weihnachtstischen wahre Triumphe feiern. Heute sind sie beinah das ganze Jahr über erhältlich und im Allgemeinen erstklassige Nahrungsmittel, die Ärzte und Ernährungswissenschaftler immer mehr zu schätzen wissen. Sie haben in der Tat einen in vielerlei Hinsicht hervorragenden Nährwert.

Trockenfrüchte enthalten generell wenig Wasser, aber dafür viel Eiweiß, Vitamine, Mineralstoffe wie Kalium, Kupfer, Phosphor, Calcium, Eisen sowie (massenhaft) unlösliche Ballaststoffe und Zucker. Sie eignen sich hervorragend, um den Tag zu beginnen, ihn abzuschließen, aber auch als Imbiss zwischendurch. Sie enthalten einfach und mehrfach ungesättigte Fettsäuren, die dazu beitragen, den Cholesterinspiegel im Blut zu senken und auf diese Weise auch die Gefahr von Herzerkrankungen und Arteriosklerose zu verringern, also der Bildung von Ablagerungen aus Fett-, Protein- und Fasermaterial in Arterien des muskulären Typs mit großem und mittlerem Durchmesser (Koronararterien, Halsschlagadern und Oberschenkelarterie) sowie Arterien des elastischen Typs wie der Aorta oder der Lungenarterie. Überdies verbessern sie die Insulinempfindlichkeit. Einziger Wermutstropfen ist der hohe Kaloriengehalt, weshalb ich mich früher auch davon ferngehalten habe. Inzwischen bemühe ich mich jedoch, meine Gier zu zügeln, und habe angefangen, sie im rechten Maß zu verzehren.

Ihr hoher Ballaststoffanteil beschleunigt die Darmpassage und beugt Darmkrebs vor.

Versuchen Sie, Trockenfrüchte in den gemischten Salat (Walnüsse, Pinienkerne, Pistazien), den Obstsalat (ideal sind Pinienkerne und Mandeln), in hausgemachte Süßspeisen (hier eignen sich Haselnüsse und Pistazien besonders gut) oder auch in selbstgebackenes Brot zu geben. (Haben Sie beispielsweise schon einmal ein Brot mit Pistazien, Pinienkernen und einer Mischung aus Vollkornmehl und gemahlenen Mandeln versucht?) Sie werden Ihre Gerichte nicht nur schmackhafter, sondern vom Standpunkt der Ernährung auch vollwertiger machen.

Wissenschaftliche Forschungen zeigen, dass die Gefahr von Herzproblemen um 35 bis 53 Prozent gesenkt werden kann, wenn man mindestens fünfmal die Woche eine Portion (etwa 30 bis 35 Gramm) Trockenfrüchte verzehrt, bestehend aus Walnüssen, Mandeln oder Haselnüssen (3 oder 4 Walnüsse oder 2 getrocknete Aprikosen und 1 Backpflaume morgens zum Frühstück). Dazu wieder einige interessante Fakten aus der Forschung:

»Die positive Wirkung des Verzehrs von Trockenfrüchten auf das Risiko von Herz-Kreislauf-Erkrankungen wurde international ausführlich studiert«, erklärte Professor Michele Carruba,

Ernährungswissenschaftler an der Universität Mailand. Er zitierte eine Studie mit 31208 hellhäutigen Adventisten des Siebenten Tages, deren Speiseplan üblicherweise auch Trockenfrüchte enthält ... »Diejenigen, die regelmäßig fünfmal die Woche oder öfter Trockenfrüchte gegessen hatten, zeigten nach 6 Monaten ein geringeres Risiko für nichttödlichen Herzinfarkt (51 Prozent weniger als diejenigen, die keine Trockenfrüchte verzehrt hatten) sowie ein geringeres Risiko für tödliche Herz-Kreislauf-Erkrankungen (48 Prozent weniger als diejenigen, die keine Trockenfrüchte verzehrt hatten)«, fügte der Experte hinzu.

Eine weitere Studie erstreckte sich über einen Zeitraum von 14 Jahren und eine Kohorte von über 86000 Krankenschwestern zwischen 34 und 59 Jahren. Sie ergab, dass bei den Frauen, die fünf oder mehr Portionen Trockenfrüchte in der Woche verzehrten (eine Portion entspricht 28 Gramm), verglichen mit denjenigen, die keine Trockenfrüchte oder weniger als eine Portion im Monat aßen, das Risiko für Erkrankungen der Koronargefäße deutlich geringer war. Diese Ergebnisse machten deutlich, dass bei den regelmäßig Nüsse verzehrenden Probandinnen höhere Konzentrationen des »guten« Cholesterins (HDL) im Blut festzustellen waren.[15]

Haselnüsse zum Beispiel sind eine sehr gute Vitamin-A-Quelle und verleihen Haut und Augen Schönheit und Glanz, genau wie die orangefarbenen Obst- und Gemüsesorten, mit denen wir uns in Kapitel 12 beschäftigt haben. Natürlich enthalten

---

15 Quelle: Ferrero, C.: *La Stampa – Medicina Naturale*, 27. Dezember 2006

sie im Vergleich zu den »wichtigen« Vitamin-A-Lieferanten eine eher bescheidene Menge davon, nehmen aber mit 30 Mikrogramm pro 100 Gramm geschälte Haselnusskerne den zweiten Platz unter den Trockenfrüchten ein.

Haselnüsse sind wie alle anderen Trockenfrüchte sehr reich an »guten« Fetten, unter anderem an Omega-6-Fettsäuren. Das Besondere aber ist, dass sie auch Omega-3-Fettsäuren enthalten (die gewöhnlich im Fisch und in Meeresalgen zu finden sind), das heißt auch jene Fette, die der Entstehung von Herz-Kreislauf-Erkrankungen vorbeugen und helfen, ein Übermaß an Cholesterin im Blut abzubauen.

Sie sind leichter verdaulich als alle anderen Ölfrüchte und gehören zu den Trockenfrüchten, die besonders reich an Vitamin E sind – dem Antioxidans schlechthin. Die Haselnüsse sind zudem eine hervorragende Quelle für Selen (ein Spurenelement, das der Zellalterung entgegenwirkt) und Flavonoide, die – wie ich erinnern möchte – eine stark entzündungshemmende und antivirale Wirkung haben und Tumorbildung vorbeugen. Sie enthalten auch Phytosterine, denen bei der Verhinderung von Herz-Kreislauf-Erkrankungen eine wichtige Rolle zugeschrieben wird. Eine neue wissenschaftliche Studie ergab, dass der regelmäßige Verzehr von Haselnüssen den LDL-Spiegel (den des »schlechten« Cholesterins) sowie die Triglyceridwerte senken kann.

Mandeln haben viele Ballaststoffe und helfen, lästige Verstopfungen zu bekämpfen. Sie sind ein Allheilmittel gegen Angst, Müdigkeit und Schlaflosigkeit.

Was den Vitamin-A-Gehalt angeht, bekommen sie allerdings die Rote Karte. Sie enthalten nicht die Spur davon! Zum Ausgleich punkten sie mit ihrem hohen Anteil an folgenden

Mineralstoffen: 100 Gramm geschälte Mandeln enthalten nicht weniger als 690 Milligramm Kalium, 252 Milligramm Magnesium, 4,6 Milligramm Eisen, 240 Milligramm Calcium und satte 508 Milligramm Phosphor.

Ausgerechnet beim Phosphor halten sie den absoluten Rekord aller frischen und getrockneten Früchte. Es ist nicht ganz einfach, 100 Gramm Mandeln am Tag zu essen, wir sollten diesen Umstand allerdings im Hinterkopf behalten – nachdem wir ein paar davon gegessen haben – und versuchen, ihn nicht mehr zu vergessen!

Meine erste Mandelpaste bereitete ich mit einem befreundeten Koch und Patissier zu, der mir bei dieser Gelegenheit eine kleine Story erzählte, welche mir sehr gefiel. Ich habe daraufhin im Internet danach gesucht und sie nicht wieder entwischen lassen. Hier die romantische Geschichte der Mandel:

> Wie die alten Griechen erzählen, sollen sich Phyllis, die Prinzessin von Thrakien, und Akamas, der Sohn des Theseus, begegnet sein, als er auf der Überfahrt nach Troja in ihrem Land anlegte und sich eine Weile dort aufhielt. Die beiden verliebten sich unsterblich ineinander, doch Akamas musste weiterziehen und die Achaier in den Kampf führen. Als die junge Prinzessin ihn nach zehn Jahren Krieg nicht mit den siegreichen Schiffen zurückkehren sah, starb sie an gebrochenem Herzen.
>
> Diese sehnsuchtsvolle Liebesgeschichte rührte die Göttin Athene, und sie verwandelte Phyllis in einen herrlichen Mandelbaum. Aber Akamas war nicht tot, und als er von Phyllis' Verwandlung erfuhr, legte er seine Arme um den Baum. Um die Umarmung zu erwidern, ließ dieser Blüten anstelle von Blättern aus seinen kahlen Zweigen sprießen. Diese Umarmung wieder-

holt sich Jahr für Jahr, wenn die Blüten des Mandelbaumes den Frühling ankündigen.[16]

Der Verzehr von *Pistazien* ist besonders Personen empfohlen, die unter Blutarmut oder Wassereinlagerungen leiden – aber nicht nur ihnen. Sie sind reich an Vitamin A, und 100 Gramm geschälte Pistazien liefern ganze 43 Milligramm davon. Was den Phosphorgehalt angeht, liegen sie mit gut 500 Milligramm mit den Mandeln gleichauf.

Beim Kalium belegen sie mit 973 Milligramm den ersten Platz unter allen frischen und getrockneten Früchten!

Studien amerikanischer Wissenschaftler haben ergeben, dass Pistazien bei Personen mit hohem und normalem Blutdruck sowie erhöhtem Cholesterinspiegel das Herz schützen. In der Tat enthalten Pistazien viele Polyphenole, die ja eine interessante antioxidative Wirkung haben und sich darüber hinaus in einem experimentellen Modell als antibakteriell, antimykotisch und entzündungshemmend erwiesen.

Pistazien sind ein gesundes, sehr energiereiches, gänzlich cholesterinfreies Nahrungsmittel und enthalten so gut wie kein Natrium. 100 Gramm Pistazien haben 601 Kilokalorien (2516 Kilojoule). Sie schmecken hervorragend fein gehackt (in Momenten wie diesen ist der Universalzerkleinerer ein Segen) in einer Creme aus Ricotta, Kakao und ein paar Esslöffeln Honig oder mit Vanille aromatisiertem Puderzucker. Oder als Salsa al pistacchio – ein Rezept, das mir von meiner Freundin Taty empfohlen wurde. Ich habe sie schon auf Vollkorn-Crostini und zu Quinoa-Nudeln probiert ... beides war köstlich! Ein Pistazienpesto ist wirklich einfach zuzubereiten:

---

16 Quelle: www.riberella.it/sito/images/stories/OpuscoloCaltabellotta.pdf

50 Gramm gesalzene und geschälte Pistazien hacken, 2 gehäufte Esslöffel geriebenen Grana Padano und 1 Prise schwarzen Pfeffer dazugeben und mit nativem Olivenöl extra (ungefähr 80 Milliliter) zu einer Emulsion verarbeiten.

Ich möchte nun von einem Mittel sprechen, das gegen die Müdigkeit hilft, die sich im Wechsel der Jahreszeiten bemerkbar macht: den *Walnüssen*. Ich persönlich mag sie nur leicht geröstet im Brot oder in der typisch ligurischen Salsa di noci.

100 Gramm liefern beinah 650 Kilokalorien (2721 Kilojoule) und damit sehr viel Energie. Aber sie enthalten auch reichlich Eisen, Calcium, Magnesium, Kalium, Fluor, Kupfer, Zink, Phosphor und sind damit eine wahre Energiespritze für Personen mit schwacher Konstitution, für gestresste Menschen, aber auch für Sportler. Sie helfen, Calcium in den Knochen zu »fixieren«, und schenken sehr schnell Energie.

Sie enthalten Vitamine der B- und E-Gruppe sowie sehr viel Alpha-Linolensäure (ALA), eine Omega-3-Fettsäure pflanzlichen Ursprungs. Diesen Fetten wird die Eigenschaft zugeschrieben, das »schlechte« Cholesterin (LDL) und die Triglyceride im Blut zu senken.

Da Walnüsse auch reich an Antioxidanzien sind, können sie dazu beitragen, den oxidativen Stress zu verringern und der Haut- und Zellalterung entgegenzuwirken.

Auch die enthaltenen Proteine haben therapeutische Eigenschaften: Walnüsse verfügen über einen besonders hohen Anteil an Arginin. Diese Aminosäure wird von den Zellen der Gefäßwände in Stickstoffmonoxid umgewandelt, das wiederum dem Phänomen der Arteriosklerose vorbeugen und entgegenwirken kann. Die Walnüsse besitzen somit entzündungshemmende, harntreibende, blutzuckersenkende, adstringierende, verdauungsfördernde, antiseptische und heilende Eigenschaften.

Umberto, mein Vater, ist verrückt nach *Datteln:* Er sagt, sie schenken ihm Wohlbefinden und neue Kraft. Mein Freund Vincenzo isst vor jedem Marathon mindestens vier davon (vor Winterläufen habe ich ihn allerdings auch schon um die zehn verspeisen sehen ...). Der Verzehr von Datteln empfiehlt sich zweifellos immer dann, wenn man sofort Energie benötigt, zum Beispiel beim Sport, in Phasen intensiver geistiger Anstrengung oder wenn eine Frau guter Hoffnung ist.

Für Menschen mit erhöhtem Blutzuckerspiegel sind sie »verbotene Früchte«: 100 Gramm Datteln haben 260 Kilokalorien (1089 Kilojoule), und 70 Prozent davon stammen aus Zucker. Wir wollen es aber nicht bei den Nachteilen belassen. Datteln enthalten auch sehr viel Kalium, Calcium, Phosphor, Magnesium, Eisen sowie Vitamin A und B (B_1, B_2 und B_6). Sie haben einen hohen Energiegehalt, wirken remineralisierend und abführend.

Dank der genannten Mineralstoffe bekämpfen sie die Entmineralisierung der Knochen sowie Entzündungen des Atmungsapparats.

Frische Datteln sind den getrockneten vorzuziehen, da sie mehr Vitamine enthalten und auch nicht zwecks Konservierung mit Glucose überzogen sind. Gerade wegen des hohen Glucosegehalts wird Diabetikern begreiflicherweise vom Verzehr getrockneter Datteln abgeraten. Ihr Zuckeranteil würde den Blutzuckerspiegel blitzschnell in die Höhe treiben.

Datteln bekämpfen freie Radikale sowie die natürliche Zellalterung und tragen damit auch zur Tumorvorbeugung bei.

Kocht man die Früchte in Wasser, erhält man Dattelsirup. Er gilt als ein gutes Mittel gegen Husten und Erkältung sowie Entzündungen der Atemwege im Allgemeinen. Es heißt sogar, Datteln würden nicht nur remineralisierend, stärkend und kräftigend, sondern auch beruhigend wirken.

Die Dattelpalme hat ihren Ursprung in Afrika und dem Nahen Osten. Ihr Name leitet sich vom griechischen Wort *dáktylos* für »Finger« ab, da die Form ihrer Frucht an ein Fingerglied erinnert. Sie gilt als die erste vom Menschen kultivierte Pflanze. Die Dattelpalme trägt keine Früchte, bevor sie acht Jahre alt ist, und gelangt erst nach dreißig Jahren zur vollen Reife.

Meine Empfehlungen für Ihre Küche

Ich war zugegebenermaßen nie besonders wild auf Datteln gewesen. Wie ich gelernt habe, sie dennoch gern zu essen? Mit Speck umwickelt und in der Pfanne gebraten, wie es mir ein deutscher Freund gezeigt hat, sind sie eine Köstlichkeit und werden mit ihrem geschmacklichen Kontrast aus süß und salzig mit Sicherheit auch Ihr kulinarisches Interesse wecken.

 ### Datteln im Speckmantel

20 getrocknete und entkernte Datteln
20 Scheiben Frühstücksspeck

Jede entkernte Dattel mit 1 Scheibe Frühstücksspeck umwickeln und in eine Auflaufform legen. Die umhüllten Datteln

5 Minuten bei großer Hitze in den Backofen geben, bis der Speck knusprig ist. Heiß servieren.

Dazu reiche ich eine Emulsion (ich weiß, ich bin besessen davon, aber es ist eine vorzügliche Erfindung und findet überall Verwendung!) aus nativem Olivenöl extra, schwarzen Oliven und frischem Schnittlauch.

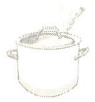 **Torte à la Allan Bay**

Der gute Allan Bay, den ich Ihnen ja schon im Vorwort vorgestellt habe, hat mir ein ganz außerordentliches Rezept verraten, in dem die Dattel die Aufgabe der Butter erfüllt. Aber ja, eine schöne, köstliche und gesunde Torte, die ohne die Zugabe von Fett auskommt! Püriert man ungefähr 100 Gramm Datteln mit etwas Orangen-, Ananas- oder (noch besser) Apfelsaft, erhält man eine cremige Masse mit der Konsistenz von Butter bei Zimmertemperatur: Sie bildet die Grundlage für den Teig der Datteltorte, deren Neuinterpretation ich Ihnen hier vorstelle.

100 g Rosinen, in Apfelsaft eingeweicht
250 g getrocknete Datteln
circa 100 ml Apfelsaft
50 g Honig
250 g Maismehl
200 g gehackte Mandeln

Rosinen ungefähr 20 Minuten in Apfelsaft einweichen. Ausdrücken und beiseitestellen. Entkernte Datteln mit dem Apfelsaft, Honig und so viel lauwarmem Wasser pürieren, dass eine streichfähige Masse, im Grunde eine Art weiche Dattelbutter entsteht! Maismehl, gehackte Mandeln und eingeweichte Rosinen dazugeben.

Im vorgeheizten Ofen bei 180 Grad Celsius ungefähr 45 Minuten backen. Diese Torte enthält weder Eier noch Butter oder Kristallzucker und ist gelinde gesagt phänomenal! Danke, Allan!

19. Einfach süß: Meine Damen und Herren, das Malz

Wir wissen, wie wichtig der Zucker im Alltag als Energielieferant und »Nährstoff« für unser Gehirn ist. Andererseits müssen wir uns darüber im Klaren sein, dass er nicht allen Menschen gleichermaßen guttut. Haben Sie deshalb schon einmal daran gedacht, Zucker, wenn auch nur teilweise, durch Süßstoff oder ein anderes Süßungsmittel zu ersetzen?

Sprechen wir also vom Malz, genauer gesagt Gersten-, Mais-, Hirse- und Reismalzextrakt. Hier eine kurze Definition: Dieses Nahrungsmittel wird hergestellt, indem Getreide im Beisein von Enzymen gekocht wird, die in der Lage sind, die enthaltene Stärke in den Zweifachzucker Maltose aufzuspalten. Maltose ist das Basismolekül der Stärkeketten. Saccharose dagegen ist der »Haushaltszucker«, der sich nur im Zuckerrohr findet oder aus der Zuckerrübe gewonnen wird.

Bestimmt kennen Sie auch die Fructose oder den Fruchtzucker, der jedoch genau wie die Saccharose durch einen bestimmten Extraktions- und Raffinationsprozess gewonnen wird, den ich persönlich für nicht besonders gesund halte (aber damit bringe ich eine rein subjektive Haltung zum Ausdruck).

Um zu erklären, weshalb ich Malzextrakte zu den Top 20 zähle, muss ich etwas ausholen. Im Laufe seiner Evolution war der Mensch stets auf der Suche nach Nahrungsmitteln, die süß schmeckten und auf einer Palette vom Obst bis hin zum Honig reichten. Da diese Produkte nicht immer leicht zu bekommen waren, fing er an, Samen und Getreide lange zu kauen, und kam so in den Genuss des süßen Geschmackserlebnisses. Das mag uns heute auf den ersten Blick befremden, und doch steckt gerade darin die Erklärung: Samen und Getreide enthalten Stärke, also einen Mehrfachzucker, der molekular betrachtet aus einfacheren Zuckern besteht, die zu langen Ketten verbunden sind.

Sie können sich eine Stärke wie eine Lego-Mauer vorstellen. Jedes Steinchen ist ein Einfachzucker. Was kann diese lange Kette aus Steinchen zerstören (oder »spalten«, wie es in der Sprache der Wissenschaft heißt)? Die Enzyme – winzige aktive Proteine in unserem Organismus, und nicht nur dort. Beim Kauen wird enzymreicher Speichel produziert, der die langen Stärkeketten zerstört und in Einfachzucker zerlegt. Indem unsere Vorfahren Samen und Getreide kauten, kamen sie schließlich in den Genuss der Süße des Zuckers.

Getreide und Obst enthalten aber nicht nur Zucker, sondern auch viele andere Nährstoffe, die für ihre Verwendung im Körper benötigt werden – Mineralstoffe, Vitamine, Spurenelemente und Enzyme. Je stärker die Süßungsmittel im Laufe ihres Verarbeitungs- und Raffinationsprozesses dieser Substanzen beraubt werden, desto weiter entfernen sie sich von den Nahrungsmitteln, an die sich unser Organismus im Laufe von Jahrmillionen angepasst hat. Sicher ist Ihnen damit jetzt schon klar, dass ich Ihnen mit dem Malz nicht nur eine Alternative zum üblichen Zucker, sondern auch zu allen anderen Süßungsmitteln vorschlagen möchte.

Was also ist Gerstenmalzextrakt? Kommen wir noch einmal auf die Enzyme zurück: Die Natur hat sie im Keim des Getreides untergebracht. Besonders häufig werden unter anderem Gerstenkeime verwendet und zum gekochten Getreide gegeben. Nach diesem »natürlichen« enzymatischen Prozess durchläuft das Produkt eine Phase, in der es so lange konzentriert wird, bis es eine ähnliche Konsistenz und einen ähnlichen Zuckergehalt hat wie Honig.

Wenn ich Ihnen vorschlagen würde, eine Handvoll Gerste so lange zu kauen, bis Sie ihre Süße schmecken können, würden Sie mich sicher dorthin schicken wollen, wo der Pfeffer wächst. Ich versichere Ihnen jedoch, dass beim Kauen der Körner tatsächlich ein süßer Geschmack entsteht (ich habe es ausprobiert). Natürlich kann ich nicht behaupten, er wäre mit der Süße vergleichbar, die wir gewohnt sind (unsere Art zu leben weckt in uns den Wunsch nach immer außergewöhnlicheren und intensiveren Geschmackserlebnissen). Ich persönlich bin jedoch der Ansicht, dass es zweckmäßig wäre, sich so weit wie möglich wieder dem Geschmack früherer Zeiten anzunähern, der teils zwangsläufig und teils aufgrund veränderter Ernährungsgewohnheiten ins Abseits geraten ist.

Aber ich bin mit meinen Ausführungen zum Thema »Maltose« (was für ein elegantes Wort!) noch nicht am Ende. Die Maltose ist ein Disaccharid, also ein aus zwei Einfachzuckermolekülen bestehender Zweifachzucker: Zwei Glucosemoleküle, die durch eine chemische Bindung zusammengehalten werden, bilden ein Maltosemolekül. Verknüpfen wir mehrere Maltosemoleküle, entsteht Stärke.

Wenn wir Stärke verzehren, wird sie vom Speichel zunächst in Dextrine (kürzerkettige Oligosaccharide) und danach in geringerem Umfang weiter in Maltose gespalten. Die Natur verrichtet diese Arbeit mit Hilfe winziger Proteine in unserer Bauchspeicheldrüse und unserem Verdauungstrakt.

Getreidemalz schmeckt süß, aber nicht so süß wie Zucker oder Fructose. Dieses Süßungsmittel ist ein kleiner Snob, den man langsam schätzen lernen muss.

Das Tumorforschungs- und Behandlungszentrum Istituto Nazionale per lo Studio e la Cura dei Tumori in Mailand empfiehlt, es als Ersatz für einfache Zucker oder raffinierte Kohlenhydrate zu verwenden. Der einzige Nachteil ist der vordergründig betrachtet hohe Preis dieses Süßungsmittels, das (derzeit) nur in speziellen »Bioläden« zu finden ist. Ich sage »vordergründig betrachtet«, weil Getreidemalz sein Geld zweifellos wert ist. Ich verwende es zur Zubereitung aller Süßspeisen, und auch im Naturjoghurt ist es wirklich etwas Besonderes. Ich mag keinen Zwieback mit Honig, kann Ihnen aber versichern (ich habe es jedenfalls ausprobiert), dass er mit Gerstenmalzextrakt genauso gut schmeckt.

Bei der Malzherstellung wird das Getreide bei Temperaturen unter 70 Grad Celsius verarbeitet: Dies garantiert ein Produkt, das reich an Vitaminen und Enzymen ist, die bei hohen Temperaturen zerstört würden. Die anschließende Filtration findet auf mechanischem Wege und ohne Zusatz weiterer Substanzen statt.

Malz wird in der Süßwarenindustrie häufig bei der Produktion verschiedener Backwaren sowie von Marmelade verwendet. Den größten Nutzen aber hat es bei der Herstellung von Tiefkühlerzeugnissen, Eis und Parfait. Es verhindert, dass das Wasser kristallisiert, und verleiht den Produkten dadurch eine cremigere und luftigere Konsistenz.

Zum Abschluss des Kapitels noch ein wenig Historisches. Im Altertum wurde in Asien Reismalzextrakt oder -sirup hergestellt und verzehrt, von dem man glaubte, er sei göttlichen Ursprungs. Der Reis galt als das wichtigste Geschenk der Götter an die Menschen, und in Japan war der Prozess, der das Getreide in einen süßen Sirup verwandelte, sogar geheim. Die Herstellung fand nur in Tempeln statt.

Dieser Sirup wurde »Mizuame« oder »flüssige Süße« genannt. Er stand nicht nur wegen seiner kulinarischen Verwendungsmöglichkeiten in hohem Ansehen. In der Volksmedizin schrieb man ihm sogar die Fähigkeit zu, die Milchbildung anzuregen, wenn die Mutter ihn in den letzten Monaten der Schwangerschaft und den ersten Monaten nach der Geburt verzehrte. In Notfällen konnte er, mit lauwarmem Wasser verdünnt, sogar die Muttermilch ersetzen. Noch heute produzieren die Mönche im Tempel von Udo Jinja in Miyazaki die »Chichi Ame«, die mit Reismalz hergestellten »Süßigkeiten der Mutterbrust«.

Wie aber wird dieses Malz hergestellt? Zunächst wird der Reis leicht gedämpft, grob zerkleinert und einen Tag in Wasser eingeweicht. Danach wird er abgegossen und erneut einige Stunden dampfgegart.

Davor wurde die Gerste bereits getrennt vom Reis zum Keimen gebracht und getrocknet. Sie wird nun eingeweicht und zum gekochten Reis gegeben. Die Temperatur des Gemischs sollte 60 Grad Celsius betragen. Ist sie zu hoch, werden die Gerstenenzyme zerstört.

Die Mischung aus Reis und Gerste kommt nun in Holzfässer, wo sie vier Stunden ruhen muss. In dieser Ruhephase findet der Stärkeabbau statt. Es ist genauestens darauf zu achten, dass die Fermentation nicht zu lange dauert, damit das Gemisch nicht sauer wird.

Ist die maximale Süße erreicht, wird die Mischung erneut auf 80 Grad Celsius erhitzt, um den Gärungsprozess zu stoppen.

Der »Brei« kommt nun in Leinensäcke. Unter Druck wird die Flüssigkeit herausgepresst und anschließend erneut gefiltert, damit keine größeren Teile mehr enthalten sind. Danach wird sie ungefähr anderthalb Stunden gekocht: Wenn sich ihr Volumen durch Verdunstung verringert, wird nach und nach immer mehr davon hinzugegeben. Am Ende enthält der Sirup nur noch ungefähr 20 Prozent Wasser und kann abgefüllt werden.

Meine Empfehlungen für Ihre Küche

Es folgen zwei Rezepte aus der Schule des Spitzenkochs Pietro Leemann, die ich neu interpretiert habe.

Kokosbällchen

1 l Reisdrink
1 Vanillestange
250 g Grieß
150 g Reismalzextrakt (oder Reissirup)
150 g Kokosraspeln (50 g für das Konfekt und
100 g für die Dekoration)
200 g gemahlene Mandeln (Mandelmehl)
100 g Rosinen, in Apfelsaft eingeweicht

Reisdrink mit der Vanillestange mindestens 5 Minuten bei leiser Hitze köcheln lassen. Vanillestange herausnehmen und den Grieß langsam einlaufen lassen. Während des gesamten Kochvorgangs immer weiterrühren. Nach ungefähr 7 bis 10 Minuten das Reismalz, 50 Gramm Kokosraspeln, Mandelmehl und Rosinen zugeben. Abkühlen lassen. Aus der kalten Mischung mit den Händen kleine Bällchen formen und in den übrigen Kokosraspeln wenden.

Ich forme die Bällchen am liebsten am nächsten Tag oder nachdem der Teig mindestens 6 Stunden im Kühlschrank war. Das erleichtert die ganze Sache ungemein!

Vollkornrührkuchen

Es folgt die Anleitung für meinen ganz persönlichen Vollkornrührkuchen, bei dem es sich ebenfalls um meine Version eines Rezeptes aus dem Buch *Diario di un cuoco* von Pietro Leemann handelt.

200 g Vollkornmehl
30 g Weizenkleie
100 g Reismehl
1 Tüte Backpulver
400 ml Soja- oder Reisdrink
170 g Reismalzextrakt (oder Reissirup)
70 ml Maiskeimöl
Schale von 1 Zitrone
Saft von 3 Zitronen

Die Mehlsorten gut mit dem Backpulver mischen, dann den Soja- oder Reisdrink (bitte nach und nach, denn es könnte sein, dass 300 Milliliter genügen) und das Malz hinzufügen.

Öl zum Teig geben und gut unterrühren. Zitronenschale und -saft dazugeben. Der Teig sollte so weich sein, dass er noch vom Holzlöffel tropft.

In eine mit Backpapier ausgelegte Kastenform geben und bei 180 Grad Celsius ungefähr 50 Minuten im Ofen backen. Wenn Sie keine Zitronen (Schale und Saft) verwenden möchten, können Sie den Kuchen mit in kaltem Wasser eingeweichten Rosinen oder entsteinten und kleingeschnittenen Trockenpflaumen verfeinern.

20. Amarum in fundo – Zartbitteres zum Schluss

Ich bin fast schon am Ziel angelangt und schreibe nun das letzte Kapitel dieses kulinarischen »Experiments« … und wie könnte ich es einem anderen Thema widmen als dem besten und betörendsten bittersüßen Geschmack der Welt (was natürlich eine sehr subjektive Angelegenheit ist)? Ich spreche von der Schokolade – einem unnachahmlichen Genuss, der aus ernährungsphysiologischer Sicht viele positive Aspekte hat und deshalb für Wohlbefinden und Gesundheit empfohlen sei.

Das Volk der Maya entdeckte zuerst, wie wohltuend die Samen des Kakaobaums sind. Das war mehr oder weniger 600 Jahre vor Christi Geburt. Aus den gerösteten und zu Pulver gemahlenen Kakaobohnen bereiteten sie mit Wasser und Gewürzen wie Vanille, Chili und Pfeffer ein Getränk zu. Der Sage nach soll der Same des Kakaobaumes ein Geschenk aus dem Paradies sein und der Verzehr seiner Früchte Weisheit und Stärke schenken. Die Azteken verbanden die Schokolade mit der Göttin der Fruchtbarkeit.

Der aus Kakaobohnen hergestellte Trank besaß hochgeschätzte heilende Kräfte, war aber gewiss rauer, voller und kräftiger im Geschmack als eine heutzutage zubereitete Schokolade. Man glaubte, er eigne sich hervorragend, um Erschöpfung zu bekämpfen und die Kräfte des Körpers und des Geistes zu wecken. Ein echtes natürliches Stärkungsmittel!

Zur Zeit der Maya und der Azteken galt die Kakaobohne auch als Zahlungsmittel: Man konnte sich damit also sogar bereichern! Einer der Entdecker Mittelamerikas berichtete, dass man mit »gut vier« Kakaobohnen einen Kürbis, mit zehn ein Kaninchen, mit zwölf eine Nacht mit einer Konkubine und mit hundert sogar einen Sklaven kaufen konnte.

Im 17. Jahrhundert wird in Turin mit der Herstellung von Schokolade begonnen, die auch für den Export bestimmt ist. Man kommt dabei auf eine Menge von 350 Kilogramm am Tag! Erst im Jahr 1755 wird in den britischen Kolonien in Nordamerika massiv mit dem Anbau von Kakao begonnen (der bis zu jenem Augenblick aus unbekannten Gründen in Vergessenheit geraten war), und im Laufe von etwa zehn Jahren entwickelten sie sich zu den wichtigsten Produzenten der Welt. Die erste maschinell hergestellte Schokolade wird allerdings im Jahr 1780 in Barcelona produziert.

Ende des 19. Jahrhunderts mischt der Schweizer Daniel Peter Kondensmilch unter die Schokolade. Dies ist die Geburtsstunde eines Produkts mit festerer Konsistenz. Aber damit nicht genug: Zur gleichen Zeit entdeckt ein anderer Schweizer, ein gewisser Rudolf Lindt, eine Methode, die Schokoladenqualität zu verbessern, und erfindet so die Zartbitterschokolade.

Mitte des 20. Jahrhunderts erfand Pietro Ferrero eine Creme aus Schokolade und Haselnüssen, die er »Pasta Gianduja« nannte. Sie wurde unerwartet zu einem Riesenerfolg, und kurz darauf erblickte »Nutella« das Licht der Welt.

Zahlreiche Geschichten und Anekdoten ranken sich um die Schokolade. So soll zum Beispiel der große Napoleon am Ende jedes seiner ermüdenden Tage eine schöne Tasse heiße

Schokolade getrunken haben, um seine Energiereserven wieder aufzufüllen.

Und bevor ich auf die wohltuenden Eigenschaften dieses ausgezeichneten Nahrungsmittels zu sprechen komme, wie könnte ich da verschweigen, dass der Marquis de Sade der Schokolade aphrodisierende Eigenschaften zuschrieb? Oder dass der Schriftsteller Gabriele D'Annunzio mehrere Stücke Zartbitterschokolade aß, ehe er sich mit seinen Geliebten traf? Die aphrodisierende Wirkung ließe sich auf einen im Kakao enthaltenen euphorisierenden Stoff aus der Familie der Amphetamine zurückführen – das Phenylethylamin.

Kakao enthält tatsächlich wichtige psychoaktive Substanzen wie Theobromin und Koffein, die eine anregende Wirkung haben und Atmung, Herztätigkeit und vor allem die Muskelfunktion verbessern. Von der antioxidativen Kraft des Kakaos oder genauer gesagt der darin enthaltenen phenolischen Verbindungen ganz zu schweigen!

Andererseits heißt es, Schokolade würde Pickel, unvermutete Allergien und Hepatotoxizität verursachen, sei also giftig für die Leber und würde sie schädigen. Alles Nonsens: Wahr ist einzig und allein, dass die Schokolade einen hohen Energiegehalt hat.

Die Wissenschaft hat der Schokolade viele Jahre der Forschung gewidmet und dabei im Besonderen eine Gruppe von Stoffen untersucht, die wir bereits aus früheren Kapiteln kennen: die Polyphenole, allen voran die Flavonoide. Kakaopulver besteht zu gut 10 Prozent aus Flavonoiden: Catechinen und Epicatechinen. Diese wohltuenden Substanzen kommen auch im Rotwein und im Tee vor.

Der Unterschied ist allerdings beträchtlich: Die antioxidative Kraft des Kakaos ist doppelt so groß wie die des Rotweins, die ihrerseits doppelt so groß ist wie die des grünen und schwarzen Tees.

Die Moral: Diese süße Sünde hemmt den Alterungsprozess, ist gut fürs Herz und schützt die Blutgefäße fast ebenso wirksam wie eine Aspirintablette ... ist aber wesentlich köstlicher!

Bei einem Kardiologenkongress, der vor kurzem in München stattgefunden hat, wurden die In-vivo-Nachweise für die zahlreichen von mir beschriebenen wohltuenden Eigenschaften der Schokolade zum ersten Mal erbracht: Im Hippokration-Krankenhaus in Athen hatte man die Wirkung von Zartbitterschokolade bei etwa zwanzig jungen Menschen untersucht. Die Probanden wurden gebeten, ungefähr 100 Gramm davon zu verzehren. Unmittelbar im Anschluss wurden ihre Arterien per Ultraschall untersucht, und der Durchmesser wurde gemessen. Dabei beobachtete man, dass sich die Funktion des Endothels (der Zellschicht, mit der die Blutgefäße ausgekleidet sind) für drei Stunden verbesserte.

Verschiedene in den letzten Jahren veröffentlichte Studien unterstrichen zudem die Wirkung dunkler Schokolade (mit einem Kakaoanteil von mindestens 70 Prozent) auf die Blutzirkulation. Die Blutplättchen sind die Blutkörperchen, die für die Gerinnung zuständig sind. Das Phänomen der Blutgerinnung hat bei der Wundheilung positive, im Gefäßinneren jedoch sehr negative Folgen, wo es Blockaden – sogenannte Thromben – verursacht.

Ferner wurde nachgewiesen, dass bei den Personen, die weiße und Milchschokolade verzehrt hatten, keinerlei Veränderungen festzustellen waren, während in der Gruppe mit der Zartbitterschokolade die Blutplättchen deutlich weniger verklumpten.

Dies ist eine sehr wichtige Information: Damit Schokolade eine positive Wirkung hat, muss es sich um dunkle Sorten mit einem Kakaoanteil von mindestens 70 Prozent handeln. Dies gilt nicht nur für ihre wohltuende Wirkung auf das Herz-Kreislauf-System. Allem Anschein nach hemmt das in der Milch enthaltene Eiweiß auch die Aufnahme der im Kakao enthaltenen Antioxidanzien (Flavonoide) und damit seine Fähigkeit, freie Radikale zu bekämpfen – die schädlichen Moleküle, die mit ihrer starken Oxidationskraft unsere Zellen altern lassen.

Der Antioxidanzienspiegel steigt unmittelbar nach dem Verzehr der Zartbitterschokolade an und sinkt nach ungefähr 4 Stunden wieder auf Ausgangs- oder Normalniveau. Isst man Milchschokolade oder trinkt man ein Glas Milch zur Zartbitterschokolade, passiert dagegen rein gar nichts.

Zur Gesundheit des Herz-Kreislauf-Systems lässt sich eine weitere Studie anführen, bei der um die fünfzig gesunde Probanden 20 Tage lang 75 Gramm weiße Schokolade, dunkle Schokolade oder dunkle und mit Flavonoiden angereicherte Schokolade zu sich nahmen.

Bei beiden »Zartbittergruppen« wurde ein deutlicher Anstieg des »guten« HDL-Cholesterins festgestellt. Bei den Probanden mit der weißen Schokolade zeigte sich dagegen ein leichter Rückgang.

Erinnern wir uns auch daran, dass Zartbitterschokolade kein Cholesterin enthält, da sie aus Kakao, also einem pflanzlichen Produkt, hergestellt wird. In der Milchschokolade finden sich dagegen durchaus geringe Mengen Cholesterin. Darüber hinaus sollten Sie die Etiketten auf den Schokoladentafeln sorgfältig studieren und Sorten, die »hydrogenierte Pflanzenfette« enthalten, wegen ihres schlechten Nährwerts von Ihrem Speiseplan verbannen.

Die vor Jahrhunderten von den Maya »entdeckten« Kräfte des Kakaos waren also keineswegs Einbildung, im Gegenteil: Eine weitere Bestätigung dafür ist die wissenschaftliche Feststellung der antidepressiven Wirkung der Schokolade.

Dieser stimmungsaufhellende Effekt geht wie gesagt offenbar auf das Phenylethylamin zurück. Es regt die Produktion von Serotonin an, also des für unsere Laune verantwortlichen Neurotransmitters. Der anregende und konzentrationsfördernde Effekt der Schokolade kommt dagegen vom Theobromin, das wie Koffein zu den Methylxanthinen gehört. Seine Wirkung ist sanfter, hält dafür aber deutlich länger an. Es ist auch ein wunderbares natürliches Stärkungsmittel fürs Herz.

Die neueste wissenschaftliche Erkenntnis zur Wirkung von Theobromin betrifft seine Fähigkeit, Husten zu stillen, die der des üblicherweise verwendeten Codeins überlegen ist.

Eine weitere anregende Substanz in der Schokolade ist das Koffein, das freilich in deutlich geringerem Umfang enthalten ist: Es macht ungefähr ein Zehntel des Theobromins aus und ist kleiner als die Menge, die man im Kaffee findet.

Jüngsten, noch unbestätigten Erkenntnissen zufolge kann Kakao Karies vorbeugen ... Aber ja, dank seiner antibakteriellen Wirkstoffe sieht es aus, als wirke er besser als jede handelsübliche Zahnpasta!

Karies entsteht unter anderem aufgrund der Aktivität des Bakteriums *Streptococcus mutans*, das Glucane bildet – stark haftende Moleküle, aus denen zusammen mit anderen Bakterien Plaque entsteht. Im Inneren dieses Zahnbelags schließlich finden jene unerfreulichen Umwandlungsprozesse statt, bei denen sich Zucker in Säuren verwandeln und den Zahnschmelz angreifen. Die Tannine aus der Schale der Kakaobohne sind erwiesenermaßen in der Lage, die Glucanbildung zu hemmen.

Meine Empfehlungen für Ihre Küche

Schokoladenkuchen mit Birnen

So esse ich Zartbitterschokolade am liebsten. Diese Torte ist immer ein großer Erfolg, besonders im Labor, wo sie buchstäblich »weggefegt« wird, wenn ich sie mitbringe.

3 reife Birnen (oder 2 kleine Dosen Birnen)
500 g Zartbitterschokolade (mit einem Kakaoanteil von 70, 80 oder 90 Prozent)
200 ml Sojacreme
300 ml Reisdrink
150 g getrocknete Datteln
eventuell 100 g Rohrzucker
200 g Mehl Type 405
100 g Reismehl
100 g Mandelmehl
eventuell 150 g Amaretti
1 Tüte Backpulver

Birnen schälen und in Stücke schneiden (oder Birnen aus der Dose verwenden, die ich wegen ihres besseren Backverhaltens im Hinblick auf die Feuchtigkeit bevorzuge; auch sie in Stücke schneiden).

Schokolade mit der Hälfte der Sojacreme und einigen Löffeln Reisdrink im Wasserbad schmelzen.

Inzwischen die Dattelbutter herstellen: Die entkernten Datteln mit der restlichen Sojacreme und ein paar Esslöffeln lauwarmem Wasser pürieren, am Ende den Rohrzucker zugeben.

Die drei Mehlsorten mit der Dattelbutter, den zerkleinerten Amaretti (optional: Sie können sie auch weglassen; ich versichere Ihnen, die Torte wird trotzdem köstlich!), dem Backpulver, dem restlichen Reisdrink und der geschmolzenen Schokolade mischen.

Die Hälfte des Teiges in die Tortenform gießen und die Birnenstücke darauf verteilen. Den restlichen Teig darübergeben.

Bei der Verwendung von Dosenbirnen die Oberfläche mit 2 großzügigen Löffeln Konservierflüssigkeit beträufeln.

Im vorgeheizten Ofen bei 200 Grad Celsius 40 Minuten backen. Nach Ablauf der Backzeit den Ofen ausschalten und die Torte weitere 15 Minuten ruhen lassen, ohne sie anzurühren!

Unbedingt eiskalt servieren (auch aus dem Kühlschrank).

Tiramisu mit Zartbitterschokolade

Meine zweite süße Empfehlung lautet, aus der Zartbitterschokolade ein köstliches Tiramisu herzustellen – mein absolutes Lieblingsdessert. Ich mache das folgendermaßen:

Espresso
5 Eiweiß
1 Prise Salz für den Eischnee
70 g mit Vanille aromatisierter Puderzucker
500 g Ricotta
150 g Rohrzucker
200 g Zartbitterschokolade (85 Prozent)

Löffelbiskuit
Kakaopulver

Ein Kännchen Espresso kochen und abkühlen lassen. Eiweiß mit 1 Prise Salz und 1 Teelöffel von dem mit Vanille aromatisierten Puderzucker sehr steif schlagen. In den Kühlschrank stellen.

Ricotta mit Rohrzucker und dem restlichen Puderzucker verrühren. Zartbitterschokolade mit dem Messer in unregelmäßige Späne schneiden und unterheben.

Nach und nach mit der Hand den Eischnee unterziehen. Die Löffelbiskuit kurz in den Espresso tauchen und den Boden einer feuerfesten Form damit auslegen. Mit einer Schicht Ricottacreme bedecken und den gesamten Vorgang noch dreimal wiederholen. Tiramisu mit Kakao bestäuben und vor dem Verzehr mindestens 5 Stunden im Kühlschrank ruhen lassen. Noch besser ist es, das Dessert am Vortag zuzubereiten!

Glossar der Nutrazeutika

Vitamine

Vitamin A

In Lebensmitteln tierischen Ursprungs wird dieses Vitamin »Retinol«, in pflanzlichen Nahrungsmitteln »Provitamin A« oder »Beta-Carotin« genannt.

Vitamin A ist am Sehvorgang beteiligt. Es wird für intakte Hornhaut, Haut, Schleimhäute und Zellmembranen benötigt. Äußerlich angewendet, unterstützt es die Behandlung von Akne, Erbgrind und Geschwüren.

Vitamin-A-Quellen sind Eier, Leber, Milch und Milchprodukte, Brokkoli, Kartoffeln, Kopfsalat, roher Endiviensalat, dunkelgrüne Blattgemüse (Kohl, Wirsing) sowie orangefarbenes Obst und Gemüse wie Aprikosen, Karotten, Melonen, Paprika, Tomaten, Kürbis, Wassermelonen und Mango.

Der Tagesbedarf liegt bei 0,7 Milligramm. Er ließe sich durch den Verzehr von 150 Gramm Kürbis am Tag decken!

Die toxische Wirkung von Vitamin A ist seit langem bekannt: Vor allem schwangere Frauen müssen zusätzliche Gaben durch Arznei- oder Nahrungsergänzungsmittel vermeiden. Eine Überdosierung kann zu Teratomen (Tumoren),

Knochenschmerzen, Haarausfall, Übelkeit sowie einer Vergrößerung von Milz und Leber führen.

Wer das Vitamin A über die Nahrung aufnimmt, geht dagegen keinerlei Risiko ein: Personen, die bei guter Gesundheit sind, können problemlos auch hohe Vitamin-A-Dosen über die tägliche Ernährung zuführen. Das in vielen kräftig orangefarbenen oder gelben Obst- und Gemüsesorten enthaltene Beta-Carotin wird vom menschlichen Körper nicht vollständig in Vitamin A umgewandelt.

Vitamin B

Es gibt verschiedene B-Vitamine: B_1, B_2, B_3, B_5, B_6, B_8, B_9 und B_{12}. Sie alle gehören zur Familie der wasserlöslichen Vitamine und haben generell mit dem Energiestoffwechsel und der Energiegewinnung aus Fetten, Zuckern und Kohlenhydraten zu tun. Sie unterstützen Nebennieren und Immunsystem, aber auch Haut, Nervensystem und Verdauungsapparat.

In folgenden Nahrungsmitteln sind die B-Vitamine in ihrer ganzen Vielfalt enthalten: Fleisch, Vollkorngetreide, grüne Blattgemüse, Walnüsse, Samen und Hülsenfrüchte.

Hier einige Nahrungsmittel im Vergleich: 100 Gramm Schweineschnitzel zum Beispiel liefern 0,7 Milligramm Vitamin B_2. Die gleiche Menge findet sich in 200 Gramm Spinat, 150 Gramm Pecorino, 150 Gramm Spargel oder drei schönen großen Gläsern Milch. Doch damit nicht genug: 100 Gramm Pferdesteak enthalten beinah 6 Milligramm Niacin (Vitamin B_3 oder Vitamin PP). Die gleiche Menge liefern auch 200 Gramm Erbsen, 200 Gramm grüne Bohnen oder 120 Gramm Naturreis.

Vitamin C

Vitamin C wirkt stark antioxidativ. Es ist an der Kollagensynthese beteiligt und verbessert die Eisenaufnahme. Es hat eine leicht antihistamine Wirkung, verringert die Symptome von Erkältungskrankheiten, verbessert die Atemfunktion und fördert die Wundheilung.

Dieses Vitamin ist auch deshalb sehr wichtig, weil es zum Schutz der Zelle beiträgt, indem es die Beseitigung von Sauerstoffradikalen bzw. reaktiven Sauerstoffspezies (ROS) begünstigt. Es schützt die Vitamine A und E vor der Oxidation.

Ein Vitamin-C-Mangel schwächt Kapillargefäße und Knochen und verursacht Zahnfleischbluten, Erschöpfung sowie Störungen des Nervensystems. Zu viel Vitamin C wird über den Urin ausgeschieden.

Die folgenden Nahrungsmittel enthalten besonders viel Vitamin C: Orangen, Brokkoli, Rosenkohl, Kohl, Grünkohl, Kresse, Erdbeeren, Zitronen, Mandarinen, Mango, Papaya, Kartoffeln, süße und scharfe Paprika, grüner Pfeffer, Tomaten, rote und schwarze Johannisbeeren, rote Paprika und Spinat.

Der Tagesbedarf liegt bei 60 bis 70 Milligramm.

Der tägliche Verzehr von 50 Gramm Chilischoten würde genügen, den Bedarf an Vitamin C (mehr als) zu decken. Eine Alternative dazu wären 50 Gramm rote Paprika mit 10 Gramm Petersilie oder auch 50 Gramm rote Johannisbeeren.

Bei den Kreuzblütengewächsen sieht es folgendermaßen aus: 100 Gramm Brokkoli enthalten ungefähr 54 Milligramm Vitamin C, Rosenkohl 81 Milligramm, Weißkohl 52 Milligramm und Blumenkohl 59 Milligramm. Dies sind die Gemüsesorten mit dem höchsten Vitamin-C-Gehalt, gefolgt von der

Petersilie (100 Gramm enthalten 162 Milligramm) und der Chilischote (100 Gramm enthalten 230 Milligramm).

Achtung: Vitamin C ist licht-, wärme- und sauerstoffempfindlich.

Vitamin D

Dieses Vitamin kann bei der Heilung von Rachitis eingesetzt werden, und es beugt ihrer Entstehung vor. Der Tagesbedarf liegt zwischen 1 und 15 Milligramm.

Vitamin D spielt eine wesentliche Rolle bei der Mineralisierung der Knochen und verbessert die Aufnahme von Calcium und Phosphor im Dünndarm.

Es ist ein fettlösliches Vitamin, das in Hering, Sardine, Makrele, Lachs und Lebertran zu finden ist.

Vitamin E

Es hat eine starke antioxidative Wirkung und schützt mehrfach ungesättigte Fettsäuren.

Der Mensch benötigt 8 Milligramm davon am Tag. Die größten Vitamin-E-Depots finden sich im Fettgewebe, in der Leber und den Muskeln. Vitamin E steckt in den Membranen der Zellen und Zellkerne. Es wird auch »Tocopherol« genannt.

Zu den Nahrungsmitteln mit dem höchsten Vitamin-E-Gehalt gehören dunkelgrüne Blattgemüse, Weichweizenmehl, Mandeln, Walnüsse, Haselnüsse, Sonnenblumenkerne, Oliven- und Erdnussöl.

Bei Vitamin-E-Mangel kommt es zu Lethargie, mangelnder Vitalität, Apathie, Reizbarkeit und körperlicher Schwäche (Asthenie).

Vitamin K

Vitamin K ist an der Blutgerinnung beteiligt. Ein Mangel kann ein hämorrhagisches Syndrom mit Ekchymosen (Hautblutungen) und Hämorrhagien (allgemeinen Blutungen) verursachen, die sogar zum Tode führen können.

Es wird auch von Bakterien im menschlichen Darm produziert. Lebensmittel, die Vitamin K enthalten, sind Hafer, Rosen-, Blumen- und Stängelkohl, Alfalfasprossen, Käse, Soja, Spinat und grüner Tee.

Obwohl Vitamin K auch von Bakterien produziert wird, liegt der Tagesbedarf zwischen 50 und 70 Mikrogramm.

Mikronährstoffe und chemische Substanzen

Alkaloide

Wir haben es hier mit natürlichen basischen Stoffen pflanzlichen Ursprungs zu tun, die eine von Typ und Dosis abhängige nachgewiesene medizinische oder toxische Wirkung entfalten.

Die bekanntesten Beispiele sind Koffein, Morphin, Strychnin, Capsaicin, also Kaffee, Schlafmohn, Brechnuss und Chilischoten.

Calcium

Wie eingangs schon gesagt wurde, ist Calcium der Mineralstoff, von dem am meisten im Körper vorhanden ist: Ein Erwachsener besitzt idealerweise ungefähr 1200 Gramm davon! 99 Prozent des Calciums sind im Skelett und in den Zähnen enthalten. 1 Prozent im Weichteilgewebe und in den extrazellulären Flüssigkeiten.

Calcium ist an Anspannung und Entspannung der Muskeln, der Übertragung von Nervenimpulsen, der Blutgerinnung, der Regulierung des Blutdrucks und der Immunabwehr beteiligt.

Für den Erhalt der Calciumhomöostase sorgen calciumregulierende Hormone: Calcitonin (senkt die Calciumkonzentration im Blut), Parathormon (erhöht die Calciumkonzentration im Blut) sowie Vitamin D_3 (sorgt für die Aufnahme dieses Mengenelements im Darm).

Calcium ist in folgenden Nahrungsmitteln enthalten: Milch und Milchprodukten, Sojabohnen und Sojaprodukten, Hülsenfrüchten, dunkelgrünem Blattgemüse, Brokkoli und Stängelkohl, Lauch, Fenchel, Ölsamen und Ölfrüchten wie Sesam und Mandeln. Wenn Sie »mit Genuss« gesund bleiben möchten, empfehle ich Ihnen, Ihre Gerichte mit reichlich Schnittlauch, Kerbel, Kresse, Petersilie und Salbei zu würzen: Dabei handelt es sich durchweg um calciumreiche »Geschmacksträger«! Man bedenke nur, dass 100 Gramm Salbei gute 600 Milligramm davon liefern.

Die tägliche Calciumzufuhr beim Erwachsenen sollte 800 bis 1000 Milligramm beim Mann und 1200 bis 1500 Milligramm bei der Frau betragen.

Calcium kann bei älteren Menschen nachweislich Osteoporose vorbeugen und sollte auch von Personen eingenommen werden, die mit Antikonvulsiva behandelt werden. Darüber hinaus wird es bei Magnesiumvergiftungen als Gegenmittel eingesetzt und unterstützt das normale Wachstum und die normale Entwicklung des Kindes, indem es die Bildung von Knochen und Zähnen fördert. Überdies kann es die Magensäure neutralisieren.

Patienten mit Calciummangel geben der Osteoporose die Schuld an häufigen Frakturen der Wirbelsäule sowie anderer Knochen, einer Verringerung der Körpergröße, Schmerzen im Bereich der Lendenwirbelsäule, Muskelkontraktionen und Krämpfen. Ein Überschuss an Calcium wird für gewöhnlich auf normalem Wege ausgeschieden, sofern kein hormonelles Ungleichgewicht vorliegt.

Und nun ein Vergleich zum Fleisch: Ein 100-Gramm-Stück Kaninchen enthält 22 Milligramm Calcium, die auch in 50 Gramm Blumenkohl, 30 Gramm roten Johannisbeeren, 10 Gramm Mandeln und einem halben Glas Milch enthalten sind.

Eisen

Das Spurenelement Eisen erfüllt wichtige Funktionen im menschlichen Organismus: 65 Prozent davon befinden sich im Hämoglobin, 10 Prozent im Myoglobin, der Rest ist Depoteisen in Form von Ferritin und Hämosiderin.

Eisen ist auch für den Sauerstofftransport im Blut und zu den Muskeln verantwortlich. Folgende Nahrungsmittel enthalten besonders viel davon: rotes Fleisch, Fisch, Eier (Eigelb), Kichererbsen, Cashewkerne, Miesmuscheln, Walnüsse, Pistazien, Kürbiskerne und Weizenkeime. Apropos Hülsenfrüchte: Getrocknete Borlottibohnen und Linsen enthalten am meisten davon.

Das über die Nahrung aufgenommene Eisen lässt sich in Häm-Eisen und Nicht-Häm-Eisen unterteilen. Die Resorption von Nicht-Häm-Eisen ist von der Nahrungszusammenstellung und der Nährstoffversorgung des Einzelnen abhängig: Phytat hemmt, Ascorbinsäure (Vitamin C) unterstützt sie.

Häm-Eisen (Fleisch und Fisch) wird unabhängig von der Kombination der Nahrungsmittel aufgenommen. Also aufgepasst, wie Mahlzeiten zusammengestellt sind! In Gegenwart von Vitamin C (Ascorbinsäure) wird Eisen vollständig aufgenommen, darum sollte auf einen Teller köstlichen Spinats oder anderer Gemüsesorten mit hohem Eisengehalt eine gute Orange oder eine hübsche Dosis Vitamin C folgen. Auf solche Weise wird dieses Spurenelement größtenteils aufgenommen.

Ein erwachsener Mann hat einen Tagesbedarf von 10, eine erwachsene Frau von 18 Milligramm.

In 100 Gramm Lammfleisch sind ungefähr 1,6 Milligramm Eisen enthalten. Die gleiche Menge oder sogar etwas mehr liefern 70 Gramm Spinat, 50 Gramm Oliven und 40 Gramm Rucola.

Jod

Der menschliche Organismus benötigt Jod zur Herstellung von Schilddrüsenhormonen, das sind äußerst wichtige biologische Botenstoffe, die den Stoffwechsel des Körpers regulieren. Aktuellen Forschungen gemäß soll es zudem sehr bedeutende antioxidative Eigenschaften haben. Um den Wirkmechanismus genau zu verstehen, sind jedoch weitere Studien nötig. Diesen neuesten Erkenntnissen zufolge ist Jod in der Lage, den Körper vor Schäden durch einen zu hohen Cholesterinspiegel sowie vor vielen Herz-Kreislauf-Erkrankungen (Arteriosklerose und Bluthochdruck) zu schützen.

Jod findet sich vor allem im Fisch, einem wertvollen Nahrungsmittel. Eine weitere wichtige Jodquelle sind Algen wie Fucus und Laminaria, die vielen Produkten zur Gewichtsreduktion zugesetzt werden, um den Fettstoffwechsel zu beschleunigen.

Kalium

Das Mengenelement Kalium spielt eine wichtige Rolle bei der Bewahrung eines ausgeglichenen Flüssigkeitshaushalts, der Übertragung von Nervenimpulsen und der Muskelkontraktion.

Erwachsene haben einen Tagesbedarf von 3,1 Gramm.

Große Mengen Kalium finden sich in Zitrusfrüchten, Avocados, Bananen, Cashewkernen, Wassermelonen, Vollkorngetreide, Trockenfrüchten im Allgemeinen, Mandeln, Walnüssen, Algen, Linsen, Milch, Kartoffeln, frischem Spinat, Brokkoli, Dosensardinen sowie Orangen-, Tomaten- und Grapefruitsaft.

Ein Kaliumüberschuss verursacht Muskelschwäche, Übelkeit und Erbrechen. Zu den Symptomen, die einen Mangel an diesem Mengenelement offenbaren, gehören unter anderem Lähmungen und Krampfanfälle.

Eine Normdosis Kalium wirkt ausgleichend auf Herzschlag und Muskeltätigkeit.

Eine Scheibe Putenbrust von circa 130 Gramm enthält etwa 380 Milligramm Kalium. Die gleiche Menge dieses Mineralstoffs finden wir in 130 Gramm Banane, 120 Gramm Melone, 100 Gramm Kiwi und 100 Gramm Endivien.

Magnesium

Magnesium ist vor allem in pflanzlichen Nahrungsmitteln (grünem Blattgemüse, Weizenkeimen, Soja, Sonnenblumenkernen), in Trockenfrüchten (Mandeln, Walnüssen), Meerwasserfisch (Hering, Kabeljau, Heilbutt) und Süßwasserfisch (Karpfen) reichlich vorhanden.

Wie Calcium spielt es eine wesentliche Rolle bei der Mineralisierung der Knochen und der Regulierung des Blutdrucks.

Es steuert die Funktionen einiger Enzyme, die Proteinbiosynthese, die Muskelkontraktion sowie die Übertragung von Nervenimpulsen.

Ein Übermaß an Magnesium verursacht Durchfall, ein Mangel hat Schwäche, Müdigkeit und Muskelzittern sowie eine verringerte Ausschüttung von Bauchspeicheldrüsenhormonen zur Folge.

Situationen, in denen beträchtliche Mengen Magnesium verlorengehen oder verbraucht werden, sind der für das moderne Leben typische anhaltende Stress, übermäßiges Schwitzen (vor allem in Verbindung mit intensiver körperlicher Betätigung), schwere Verbrennungen oder Verletzungen, längere Phasen mit Durchfall und Erbrechen sowie schwächende Krankheiten.

Molybdän

Der Tagesbedarf an diesem Spurenelement ist sehr gering: Er liegt bei 50 bis 100 Mikrogramm. Molybdän ist ein wichtiger Kofaktor von Oxidoreduktasen (das sind Enzyme, die Redoxreaktionen katalysieren), beeinflusst den Zahndurchbruch und das Wachstum. Es findet sich in Milch und Milchprodukten, Getreide und Hülsenfrüchten.

Ein Molybdänmangel verursacht Reizbarkeit, Herzrasen, Nachtblindheit und Hirnschäden.

Natrium

Kochsalz (Natriumchlorid) besteht zu gut 40 Prozent aus Natrium, das eine echte Gefahr für unseren Organismus ist, da es einen Risikofaktor für Herz-Kreislauf-Erkrankungen darstellt. Darüber hinaus scheint übertriebener Salzverzehr anfällig für Magenkrebs zu machen.

Die empfohlene Tagesdosis für Natrium schwankt etwa zwischen 0,6 und 3,5 Gramm. International hat man sich auf eine Tagesdosis von 6 Gramm Kochsalz geeinigt, was 2,4 Gramm Natrium entspricht. Bei korrekter Zufuhr sorgt es dafür, dass das Säure-Basen-Verhältnis sowie der Flüssigkeitshaushalt im Gleichgewicht bleiben. Natrium ist das dominierende Elektrolyt in den extrazellulären Flüssigkeiten, von grundlegender Bedeutung für die Übertragung von Nervenimpulsen, und es spielt eine wichtige Rolle bei der Aufrechterhaltung des Blutdrucks.

Zu den Natriummangelsymptomen gehören unter anderem Muskelkrämpfe, geistige Apathie, Erschöpfung und Appetitverlust. Abgesehen vom Speisesalz ist Natrium vor allem in folgenden Nahrungsmitteln enthalten: grünen Bohnen, Milch, geschälten Tomaten, Schinken, Speck, Meeresfrüchten, Algen, Dosensardinen, Butter und Rindfleisch (frisch oder getrocknet).

Nitrite und Nitrate

Diese Substanzen werden als Zusatzstoffe zur Konservierung von Lebensmitteln verwendet. Daher sind sie vor allem in haltbar gemachten, geräucherten oder gepökelten Fleisch- und Wurstwaren enthalten, da sie die rote Farbe des Fleisches bewahren. Sie unterstützen die Aromaentwicklung, indem sie nur auf bestimmte Mikroorganismen einwirken und damit den Reifungsprozess der Wurst steuern. Sie wirken antimikrobiell und antiseptisch, vor allem auf Botulinum-Bakterien.

In der Natur findet man sie auch in Pflanzen sowie im Wasser.

Im sauren Milieu des Magens verwandeln sich die Nitrite in salpetrige Säure (HNO_2), die sich mit Aminen verbinden und dadurch Nitrosamine bilden kann – Substanzen, die offenbar krebserregend sind. Darüber hinaus reagieren die Nitrite mit dem Hämoglobin und oxidieren das darin enthaltene Eisen (wodurch Methämoglobin entsteht). Dadurch kann kein Sauerstoff mehr gebunden werden, und die Gewebe werden schlechter damit versorgt.

Die Nitrate selbst sind nicht gefährlich. Aufgrund der bakteriellen Zusammensetzung des Speichels werden sie jedoch häufig in Nitrite verwandelt und gelangen so in den Magen, wo ihre weitere »Verwandlung« stattfindet.

In hohen Dosen können sie die bereits erwähnte Methämoglobinämie sowie Verhaltensstörungen verursachen und die Fortpflanzung beeinflussen.

Die Nitrite tragen die Bezeichnungen E249 und E250, die Nitrate E251 und E52.

Phosphor

85 Prozent des im Körper vorhandenen Phosphors stecken zusammen mit dem Calcium in den Knochen, die übrigen 15 Prozent im Weichteilgewebe und den extrazellulären Flüssigkeiten, wo es eine sowohl strukturelle als auch funktionale

Rolle spielt: Er ist ein sehr wichtiger Bestandteil des genetischen Materials.

Nahrungsquellen für Phosphor sind Milch und Milchprodukte, Eier, Fleisch, Brot und Getreide. Der Tagesbedarf eines Erwachsenen liegt bei 800 bis 1200 Milligramm. Junge Menschen in der Pubertät sowie schwangere Frauen und stillende Mütter brauchen mehr.

Hier ein Vergleich zum Fleisch: 100 Gramm Zicklein aus dem Ofen enthalten 220 Milligramm Phosphor. Die gleiche Menge liefern 200 Gramm Joghurt, 150 Gramm Steinpilze, 100 Gramm Borlottibohnen oder 60 Gramm getrocknete Erbsen. Welch köstliche vegetarische Alternativen!

Polyphenole und Flavonoide

Die Polyphenole sind eine Gruppe von ungefähr 5000 organischen Verbindungen, die in vielen Nahrungsmitteln pflanzlichen Ursprungs vorkommen. Verschiedene epidemiologische Studien haben gezeigt, dass sie eine Rolle bei der Verhinderung von Krebs, zahlreichen chronisch-degenerativen Krankheiten wie Arteriosklerose sowie Herz-Kreislauf-Erkrankungen spielen.

Die Polyphenole werden entsprechend ihrer molekularen Eigenschaften in Phenolsäuren, Flavonoide, Flavonole, Flavanone, Stilbene und Lignine unterteilt. Die besten Nahrungsquellen sind Obst, Gemüse, Hülsenfrüchte und Getränke pflanzlichen Ursprungs. Einige Polyphenole sind jedoch für bestimmte Nahrungsmittel typisch, zum Beispiel die Flavonone der Zitrusfrüchte und die Isoflavone der Sojabohne.

Die Aufnahme von Polyphenolen erhöht die antioxidative Kapazität im Blutplasma. Im Blut haben sie eine Lebensdauer von 2 bis 6 Stunden.

Ihre antioxidative Wirkung lässt sich durch die Aufnahme bestimmter Nahrungsmittel, die reich an Vitamin C, E und Carotinoiden sind, meist noch erhöhen.

Die Polyphenole werden häufig auch »Bioflavonoide« genannt. Unabhängig von der Bezeichnung handelt es sich jedoch immer um natürliche Antioxidanzien! Es gibt verschiedene Bioflavonoide wie Procyanidine, Proanthocyanidine, Leukoanthocyanidine, Tannine, Eriodyctiol und Rutin. Der gemeinsame Verzehr von Bromelain und Quercetin erhöht die Aufnahme dieser Stoffe. Einige Autoren behaupten, das in Zwiebeln und Zitrusfrüchten enthaltene Quercetin, aber auch das Pycnogenol seien in der Lage, im Labor die Ausbreitung des HI-Virus zu hemmen.

In der Pflanzenwelt spielen die Flavonoide nicht nur im Hinblick auf die Fortpflanzung eine wesentliche Rolle. Sie schenken Blumen und Früchten ihre Farbe, absorbieren UV-Strahlung, und ihr gehäuftes Auftreten in der Blattepidermis lässt darauf schließen, dass sie besonders vor den Schäden schützen, die diese Strahlen an der DNA der Zelle anrichten. Sie sind wahre »innere Schutzschilde« für die Zellen.

Ihre antibakterielle Wirkung und ihr Schutz gegen eine Schwäche der Kapillargefäße bekämpfen die von diversen Molekülen ausgelösten chemischen Reaktionen, wie etwa vom Sauerstoff, der für die Bildung freier Radikale verantwortlich ist – chemisch äußerst reaktionsfreudiger Substanzen, die den Organismus erheblich schädigen, da sie die Zellalterung beschleunigen, Entzündungsprozesse verursachen, krebserregend wirken und Arteriosklerose begünstigen können. Die Flavonoide gelten zudem als starke natürliche Antioxidanzien. Der Mensch nutzt sie vor allem sowohl in der pharmazeutischen als auch in der kosmetischen Industrie.

Selen

Selen ist der wichtigste Bestandteil eines Enzyms, das die freien Radikale hemmt, und »arbeitet« Hand in Hand mit Vitamin E. Es trägt zur Stärkung der Immunabwehr bei, indem es die Antikörperproduktion steigert, und hemmt offenbar das Wachstum von Tumorzellen.

Der Tagesbedarf liegt bei 55 Mikrogramm. Die wichtigsten selenhaltigen Nahrungsmittel sind Fleisch, Fisch und Getreide. Bei Pflanzen ist der Selengehalt stark von der Beschaffenheit des Bodens abhängig, auf dem sie angebaut werden.

Zum tieferen Verständnis

Aminosäuren: Wir können die Aminosäuren, um ein anschauliches Bild zu verwenden, als »Bausteine« der Proteine bezeichnen. Sie kommen sowohl in pflanzlichen als auch in tierischen Zellen vor.

Der Organismus gewinnt sie aus den über die Nahrung aufgenommenen Proteinen. Sie sind nicht nur an plastischen Prozessen beteiligt, also dem Aufbau neuer Biomaterie (plastische Funktion haben Wasser, Eiweiß, Mineralstoffe, Fette und Kohlenhydrate), sondern auch an energetischen Vorgängen wie der Synthese von Zuckern und Fetten.

Die durch die Eiweißverdauung zur Verfügung gestellten Aminosäuren werden im Dünndarm resorbiert.

Sie werden in essenzielle und nichtessenzielle Aminosäuren unterschieden. Erstere müssen über die täglichen Mahlzeiten aufgenommen werden, da der menschliche Körper nicht in der Lage ist, sie zu synthetisieren, also herzustellen.

Die essenziellen Aminosäuren sind Phenylalanin, Isoleucin, Leucin, Lysin, Methionin, Threonin, Tryptophan und Valin. Arginin, Cystein und Tyrosin sind in der Kindheit und der Entwicklung essenziell.

Biologische Wertigkeit: Die biologische Wertigkeit gibt Auskunft über die Eigenschaften eines Nahrungsmittels hinsichtlich der enthaltenen Proteine und Aminosäuren. Je mehr essenzielle Aminosäuren ein Lebensmittel enthält, desto höher ist seine biologische Wertigkeit. Im chemischen Sinne bezieht sich der Begriff auf das Verhältnis zwischen dem im Körper verbleibenden und vom Körper absorbierten Stickstoff.

Als Referenzwert dient üblicherweise das Vollei mit einer biologischen Wertigkeit von 100. Das in der Milch enthaltene Eiweiß hat eine Wertigkeit von ungefähr 90, das der Sojabohne liegt bei etwa 75 und das des Weizens unter 55.

Die biologische Wertigkeit ergibt sich nicht nur aus der Aminosäurezusammensetzung, sondern auch aus Resorption und Assimilierung durch die Organe, das heißt daraus, wie gut die Zellen unseres Organismus das Nahrungseiweiß aufnehmen und in körpereigenes Protein umwandeln können.

Beim Menschen kann der Tagesbedarf an Eiweiß erheblich variieren. Er ist vom gesamten Proteinstoffwechsel abhängig, der wiederum in Abhängigkeit von Alter, Geschlecht, körperlicher Gesundheit oder Krankheit sowie Umgebungstemperatur unterschiedlich ausfallen kann. Aus diesem Grund können Mengen von ungefähr 1 Gramm Eiweiß pro Kilogramm Körpergewicht bei Erwachsenen über 1,5 Gramm pro Kilogramm bei schwangeren Frauen und 2 Gramm pro Kilogramm bei stillenden Frauen bis hin zu 4 bis 5 Gramm pro Kilogramm bei Kindern benötigt werden.

Tierisches Eiweiß hat eine hohe, die in Hülsenfrüchten und Getreide enthaltenen Proteine eine mittlere bis niedrige Qualität.

Als Proteine von hoher biologischer Wertigkeit oder vollständig gelten diejenigen, die alle acht essenziellen Aminosäuren in ernährungsrelevanten Mengen enthalten. Dies sind das Eiweiß aus Hühnerei, Fleisch, Fisch, Milch und Käse. Von mittlerer biologischer Wertigkeit oder teilvollständig sind Proteine, bei denen eine oder mehrere essenzielle Aminosäuren in zu geringem Umfang vorhanden sind, um für die Ernährung von Bedeutung zu sein. Dies trifft auf das in Hülsenfrüchten (ihnen fehlt es an Methionin und Cystein) und Hefe enthaltene Eiweiß zu. Dieser Mangel lässt sich mit geringen Mengen tierischer Proteine (Milcheiweiß eignet sich besonders gut) oder durch die Kombination mit Getreide beheben.

Von geringer biologischer Wertigkeit oder unvollständig sind Proteine, denen eine oder mehrere essenzielle Aminosäuren fehlen. Dies gilt für das Eiweiß des Getreides (dem – mit Ausnahme von Quinoa! – das Lysin fehlt). Auch hier ist im Hinblick auf die biologische Wertigkeit eine Kombination mit Milch, Getreide oder Hülsenfrüchten optimal.

Fette: Diese auch als »Lipide« (vom griechischen *lípos* für »Fett«) bezeichneten Stoffe sind natürliche organische Moleküle, die eines gemeinsam haben: Sie sind nicht wasserlöslich (es handelt sich um hydrophobe Moleküle, das heißt, sie weisen Wasser ab und lösen sich nicht darin).

Jedes verzehrte Gramm Fett, ob tierischer (Speck, Butter, Schweineschmalz) oder pflanzlicher Herkunft (Margarine, Pflanzenöle, Ölsamen), liefert 9 Kilokalorien (38 Kilojoule).

Die Hauptaufgabe der Fette ist, unseren Organismus mit Energie zu versorgen. Nach dem Verzehr werden sie durch die Verdauung in Fettsäuren und Glycerin aufgespalten, und wenn sie nicht benötigt werden, speichert der Körper sie in den Fettzellen (den sogenannten Adipozyten), wo sie eine wichtige Kalorienreserve bilden.

Fette sind für einige Körperfunktionen unverzichtbar: Sie transportieren nicht nur die fettlöslichen Vitamine (A, D, E, K, H), sondern sind auch Bestandteil wichtiger Substanzen wie der Phospholipide und einiger Hormone.

Die Fettsäuren lassen sich folgendermaßen unterscheiden:

– *Gesättigte Fettsäuren* sind durch eine festere molekulare Bindung gekennzeichnet, die sich im Verdauungsprozess weniger leicht aufspalten lässt (das heißt genauer, jedes Kohlenstoffatom ist mit zwei Wasserstoffatomen belegt). Diese Fettsäuren sind in Butter, Schweineschmalz, Margarine und Erdnussöl enthalten. Sie finden sich hauptsächlich in Milchprodukten, Eiern, Fleisch und einigen Pflanzenölen wie Kokos- und Palmöl. Gesättigte Fette haben zwei unschöne Eigenschaften: Sie lagern sich leichter an den Arterienwänden an und neigen dazu, den Cholesteringehalt des Blutes zu erhöhen.
– *Ungesättigte Fettsäuren* (können je nach Anzahl der Doppelbindungen einfach oder mehrfach ungesättigt sein): Ihre molekulare Bindung ist weniger stark, das heißt einfacher zu »zerstören«, was sie zu den am leichtesten verdaulichen Fetten macht. Fettsäuren mit einer Doppelbindung zwischen den Kohlenstoffatomen sind einfach ungesättigt, solche mit mehreren Doppelbindungen mehrfach ungesättigt. Oliven-, Maiskeim-, Sojaöl und Lebertran sowie Öl-, Linol- und Linolensäure enthalten einfach (und mehrfach) ungesättigte Fettsäuren. Die Ölsäure macht ungefähr 80 Prozent des Olivenöls aus und ist zweifellos die wichtigste und am weitesten verbreitete einfach ungesättigte Fettsäure. Sie ist äußerst stabil, also sehr wärme- und oxidationsbeständig, und verbessert so die Haltbarkeit der mit Olivenöl zuberei-

teten oder gekochten Speisen: Sie schützt sie vor dem Ranzigwerden und eignet sich besonders gut zum Braten.

Die einfach und mehrfach ungesättigten Fettsäuren haben, wenn sie ordnungsgemäß aufbewahrt, das heißt nicht durch unsachgemäße Lagerung oxidiert wurden, die (positive) Tendenz, das Blut zu verflüssigen und den Cholesterinspiegel zu senken.

Bei einer weitere Familie von Fetten, die in der Nahrungsversorgungskette häufig anzutreffen sind, ist Vorsicht geboten: den hydrogenierten Fetten. Sie werden aus pflanzlichen Ölen hergestellt, die bei Zimmertemperatur flüssig sind, dann allerdings mit Hilfe eines lebensmitteltechnischen Verfahrens namens Hydrierung gehärtet werden, das sie (leider) in ihrer chemischen Struktur verändert und besonders gesundheitsschädlich macht. Bei diesem Prozess entstehen sogenannte Transfettsäuren oder hydrogenierte Fette, von denen wir uns so fern wie möglich halten sollten: Transfettsäuren erhöhen die Menge des »schlechten« LDL-Cholesterins und senken die des »guten« HDL-Cholesterins im Blut.

Hormone: Diese Stoffe werden von bestimmten Zellen gebildet und in den Blutkreislauf abgegeben, mit dem sie durch den Organismus »reisen« und zu anderen Zellen, Geweben und Organen fern von ihrem Ursprungsort gelangen. Während die Hormone im Körper unterwegs sind, werden sie von Molekülen anderer Organe und Gewebe, den sogenannten Rezeptoren, erkannt und eingefangen. Sobald ein Hormon an den entsprechenden Rezeptor gebunden ist, wird die von ihm beförderte Botschaft übergeben, von der Zielzelle gelesen, und ein bestimmter Mechanismus wird in Gang gesetzt.

Auch in Pflanzen finden sich Hormone, die in diesem Fall als »Phytoöstrogene« bezeichnet werden, da sie eine strukturelle Ähnlichkeit mit weiblichen Hormone, aber eine tausend- bis zehntausendmal geringere Wirkung als diese haben. Werden diese schwachen Östrogene in angemessenem Umfang in die tägliche Ernährung einbezogen, können sie eine interessante biologische Schutzwirkung in unserem Körper entfalten.

Von besonderer Bedeutung für unsere Gesundheit sind einige Öle, an denen die Sojabohne besonders reich ist, zum Beispiel ungesättigte Fettsäuren wie Öl- und Linolsäure (die der Entstehung von Arteriosklerose vorbeugen, den Cholesterinspiegel senken und eine antioxidative Wirkung haben). Zu dieser Gruppe natürlicher pflanzlicher Hormone gehören Isoflavone, Lignane und Coumestane.

Mengen- und Spurenelemente: Es gibt etwa hundert Mineralstoffe, und ungefähr die Hälfte davon spielen im Stoffwechsel eine ebenso lebenswichtige Rolle wie die Vitamine! Wo finden sich diese Mineralstoffe in unserem Körper? Im Blut, Gewebe, den Organen und den Körperflüssigkeiten, wo sie an zahlreichen enzymatischen Prozessen und Stoffwechselvorgängen beteiligt sind. Kurz gesagt helfen sie uns zu leben, auch wenn sie nur knapp 4 Prozent des Körpergewichts eines Menschen ausmachen.

Die Mineralstoffe »unterstützen« unzählige Enzyme und chemische Verbindungen und tragen zur Regulierung der zahlreichen biologischen Vorgänge in allen Geweben bei, verbessern so ihre Leistungsfähigkeit und beeinflussen die Reaktionszeiten.

Sie sind klein und leicht, aber äußerst wichtig: Calcium, Phosphor, Zink, Magnesium, Silicium und Fluor sind Teil unserer Knochen und Zähne. Schwefel und Selen werden für den Bau einiger Aminosäuren (Cystein und Methionin) benötigt, die für Haut, Haar und Fingernägel von entscheidender Bedeutung sind. Eisen und Kupfer sind wichtige Bestandteile von Hämoglobin und Myoglobin. Ein Vitamin-B_{12}-Molekül enthält ein Kobaltatom, die Schilddrüse kann ohne Jod nicht funktionieren. Und Natrium, Kalium, Calcium und Phosphor regulieren das Säure-Basen-Gleichgewicht. Natrium und Kalium haben zudem Einfluss auf den osmotischen Druck in den Geweben und die Ausscheidung verschiedener Flüssigkeiten durch den Organismus. Die Mineralstoffe lassen sich in Mengen- und Spurenelemente gliedern:

- *Mengenelemente:* Calcium (Ca), Phosphor (P), Natrium (Na), Kalium (K), Chlor (Cl), Magnesium (Mg), Schwefel (S)
- *Spurenelemente:* Eisen (Fe), Kupfer (Cu), Zink (Zn), Mangan (Mn), Jod (I), Molybdän (Mo), Selen (Se), Fluor (F), Brom (Br), Chrom (Cr), Kobalt (Co), Silicium (Si), Bor (B)

Mikro- und Makronährstoffe: Im Hinblick auf die Ernährung werden sämtliche über die Nahrung aufgenommenen Substanzen, die dem Organismus dazu dienen, eine normale Entwicklung zu gewährleisten und gesund zu bleiben, als »Nährstoffe« bezeichnet.

Zu den Mikronährstoffen gehören Vitamine und Mineralstoffe (Mengen- und Spurenelemente), während wir in der Familie der Makronährstoffe Eiweiß, Fett und Kohlenhydrate finden, also »komplexe« Nahrungsmittel, die unser Organismus zunächst verarbeiten muss, um sie nutzen zu können. Auch Wasser gehört zu den Makronährstoffen, wird aber gern übersehen, da es weder Kalorien noch anderweitige energiespendende Substanzen enthält.

Nährwertangaben: Es mag den Anschein haben, als sähen alle Etiketten gleich aus, aber weit gefehlt. Wir sollten aufmerksam lesen, was wir da kaufen und später auch essen möchten! Meiden wir Nahrungsmittel mit zu hohem Kaloriengehalt, da sie viele hydrogenierte Fette oder Konservierungs-, Zusatz- und Aromastoffe enthalten. Wir sollten nachlesen, woher sie kommen, wann sie verfallen, und darauf achten, dass die Verpackung unversehrt ist. Von Nitriten und Nitraten sollten wir uns fernhalten (oder uns zumindest bemühen, nicht allzu viele Nahrungsmittel zu verwenden, die diese Substanzen enthalten).

Organische Vitamine: Alle natürlichen Vitamine sind organische Verbindungen, die ausschließlich in Lebewesen wie Tieren und Pflanzen vorkommen.

Es gibt etwa zehn organische Vitamine, dazu kommen Substanzen mit ähnlicher Wirkung und einer ähnlichen Aufgabe – die *Provitamine*. In diesem Zusammenhang möchte ich die Carotinoide, Polyphenole und sekundären Pflanzenstoffe erwähnen. Provitamine, organische (natürliche) Vitamine und Mineralstoffe (Mengen- und Spurenelemente) sind in den Lebensmitteln in unterschiedlichen Verhältnissen vorhanden und für ein gutes Wachstum, den Erhalt der Gesundheit und die Vorbeugung von Krankheiten unerlässlich.

Die Vitamine werden im Allgemeinen in wasser- und fettlöslich unterschieden.

Wasserlöslich sind die Vitamine der B-Gruppe, Vitamin C sowie die als »Bioflavonoide« bezeichneten Komponenten. Fettlöslich sind die Vitamin A, D, E und K.

Sie werden als »fettlöslich« bezeichnet, da sie sich mit Fetten (oder Lipiden) mischen und ihre Aufnahme an die in unserer Nahrung enthaltenen Fette gebunden ist. Demnach gelangen sie mit den Fetten in unseren Körper und werden im Darm resorbiert. Sie sind vor allem in Leber, Milch und Eiern, aber auch in vielen Pflanzen und Ölsamen enthalten.

Bei wasserlöslichen Vitaminen, die sich anders als die fettlöslichen mit Wasser mischen, sind keine Überdosierungserscheinungen (Hypervitaminosen) möglich, da der Körper Überschüsse über die Nieren (den Urin) ausscheidet.

Proteine (Eiweiß): Diese stickstoffhaltigen organischen Moleküle bestehen aus Aminosäuren, die durch Peptidbindungen miteinander verbunden sind. Sie kommen in tierischen und pflanzlichen Organismen vor. Die Proteine sind die Grundelemente für den »Aufbau« von Muskeln, da sie als Nahrungsquelle für das Muskelwachstum dienen (siehe auch oben, »biologische Wertigkeit«).

Stoffwechsel: die Gesamtheit aller biochemischen Vorgänge, die in einem Organismus oder in einem seiner Teile stattfinden.

Vorstufe oder Vorläufer: Ein Vorläufer ist »derjenige, der vor einem anderen eintrifft, um seine Ankunft anzukündigen«. In der Chemie ist dies eine Substanz, aus der infolge spezieller chemischer Reaktionen eine neue Verbindung hervorgeht, von der sie ein Teil wird.

Bibliografie

Ein Wissenschaftler muss sich immer weiterbilden. Täte er es nicht, bliebe er in seinem Labor mit den eigenen Untersuchungsreihen eingeschlossen, isoliert und befände sich gewissermaßen im experimentellen »Stillstand«.

Heute ist das Internet das wichtigste Instrument, um in Echtzeit und praktisch ohne Grenzen in allen Forschungsbereichen auf dem Laufenden zu bleiben.

Für mich ist die Website des National Center for Biotechnology Information in den USA die wichtigste Quelle: www.ncbi.nlm.nih.gov. Sie kooperiert mit den führenden internationalen wissenschaftlichen Fachzeitschriften, was sie zu einer hervorragenden Datenbank für genetische Informationen und wissenschaftliche Artikel macht. Ich schaue auch oft und gern auf die Seite www.molecularlab.it, um Nachrichten und Mitteilungen aus der Branche zu lesen.

Womit wir bei den Papiermedien wären. Hier bevorzuge ich die Monatszeitschrift *OK Salute*, deren wissenschaftliche Leitung mit der FUV (Fondazione Umberto Veronesi) zusammenarbeitet, sowie die Zeitschrift *Cucina Naturale*, von der es auch eine digitale Version gibt (www.cucina-naturale.it). Sie ist für alle Liebhaber einer gesunden, innovativen und natürlichen Küche hochinteressant.

Eine Quelle stets aufschlussreicher Themen ist für mich die Seite des italienischen Gesundheitsministeriums, Abteilung Ernährung: www.salute.gov.it.

Hervorragende Antworten auf die unterschiedlichsten Fragen finde ich schließlich auf der Seite http://bressanini-lescienze.blogautore.espresso.repubblica.it, dem Blog eines exzellenten Wissenschaftlers der Università dell'Insubria in Varese.

Ich müsste nun eigentlich die von mir besuchten Seminare, Kongresse und Kurse aufzählen, bei denen ich mir Notizen gemacht und interessante Aspekte aufgeschrieben habe, die oft noch nicht einmal veröffentlicht wurden. Zum ersten italienischen nutrazeutischen Kongress, der von der Società Italiana di Nutraceutica (SINut) veranstaltet wurde, möchte ich den Artikel von Simona Zazzetta »Cibo che cura in pillole« hervorheben (»Heilende Nahrungsmittel in Pillenform«, www.dica33.it/cont/focus/1002/1200/cibo-cura-pillole.asp).

Kommen wir nun zum klassisch-»kulinarischen« Bereich, in dem ich mit folgenden Büchern meine Leidenschaft genährt und mich kulturell bereichert habe: *Diario di un cuoco* von Pietro Leemann und Simone Salvini (Ponte alle Grazie, 2007) sowie *Joia – I nuovi confini della cucina vegetariana* (Giunti, 2009); bis hin zu Allan Bays Büchern *La cucina nazionale italiana* (mit Paola Salvatori, Ponte alle Grazie, 2008), *Cucina verde* (mit Cristina Bay, TEA, 2008) und *Cuochi si diventa* (Feltrinelli, 2004 und 2009), deutsch: *Ein Fest für die Sinne – Das Geheimnis der italienischen Küche* (Goldmann, 2004).

Texte zum Studium und zur Vertiefung: *Alimentazione e nutrizione umana* von Aldo Mariani Costantini, Carlo Cannella, Gianni Tomassi (Il pensiero scientifico Editore, 2006).

Register der Rezepte

Algensalat 51

Basilikumschiffchen 107
Blumenkohl-Brokkoli-Carpaccio 96
Borlottibohnen-Pastete mit grünen Äpfeln 145
Borlottibohnen-Ricotta-Bällchen 146
Bowle, sommerliche 166

Cannellini-Bratlinge auf Spinat 116

Datteln im Speckmantel 198

Fenchel-Carpaccio mit Thunfisch und Rucolasprossen 44
Fenchel-Orangen-Salat 166
Feta-Apfel-Tomaten-Spieße 123

Gazpacho 124
Granatapfelgelee 180

Karotten, gemalzte, mit Mandelblättchen 136
Kartoffelgratin mit Hering 155
Kichererbsen-Adzukibohnen-Fladen 144
Kichererbsen-Hummus mit gesundem Saatenbrot 59
Kichererbsensuppe 145

Kokosbällchen 206
Kombu-Algen-Frittata 49
Kürbis, gebackener, mit Sojasoße 135
Kürbis-Gnocchi mit karamellisierten Zwiebeln 134

Lachsspieß, exotischer 156

Mayonnaise, köstliche, ohne Ei 69

Orangen mit Zimt 166

Paprika-Frischkäse-Röllchen 181

Quinoabällchen, vegetarische 30
Quinoa-Crêpes mit Kräutern 29

Ribollita, toskanische 95
Rucola-Mandel-Pesto 107

Salat, großer, ganz in Rot (s.a. Supersalat, scharf-würziger) 181
Schokoladenkuchen mit Birnen 215
Strozzapreti (»Pfaffenwürger«) mit Spinat 116
Supersalat, scharf-würziger 43
Sushi vegetarisch 50

Thunfisch in Sesamkruste 61
Thunfisch süßsauer 156
Thymian-Kartoffel-Gratin 78
Tiramisu mit Zartbitterschokolade 216
Tomaten-Käse-Torte 112
Torte à la Allan Bay 199

Verdauungstee 78
Vollkornrührkuchen 207

Zwiebeln, gefüllte 85
Zwiebelsuppe 84

Register der Lebensmittel

Aceto balsamico 43, 44, 85, 96, 101, 123, 134, 165, 182
Ackerbohnen 143
Adzukibohnen 144
Adzukibohnensprossen 38
Agar-Agar 47, 180
Alfalfasprossen 35, 37, 42, 43, 222
Algen 37, 45, 193, 225, 226
Algen, blaugrüne 45
Amaretti 215
Ananas 133, 185
Ananassaft 166, 199
Anis 71, 77
Apfel 58
Apfelessig 51, 69, 105, 136, 156
Apfel, grün 123, 145
Apfelsaft 166, 199, 206
Aprikose 58, 110, 118, 125, 130, 191, 218
Arame 46
Aubergine 35, 58, 105
Avocado 50, 58, 226

Babymöhren 61
Basilikum 35, 47, 98, 99, 107
Basmatireis 21
Birne 58, 215
Blaualgen 45

Blumenkohl 12, 19, 21, 56, 87, 89, 93, 96, 220, 222, 224
Blutorangen 162, 166, 171
Blutorangensaft 166
Bohnen 19, 21, 25, 76, 94, 138
Bohnen, dicke 56, 143
Bohnen, grüne 56, 140, 219, 228
Borlottibohnen 140, 145, 146, 224
Braunalgen 45
Broccoletti 21, 88
Brokkoli 16, 28, 42, 56, 87, 88, 93, 96, 110, 114, 121, 125, 218, 220, 223, 226
Brokkolisprossen 39, 41
Brombeeren 13, 16, 56, 94, 167, 179
Butter 20, 63, 67, 135, 199, 200, 228, 235

Cannellinibohnen 95, 116
Caprino 78, 85, 107, 181
Chili 35, 71, 73, 77, 116, 172, 181, 209, 220, 222
Curry 71, 73

Datteln 56, 190, 197, 198, 199, 215
Dill 71

Eier 25, 29, 49, 71, 110, 116, 200, 218, 224, 230, 236, 241
Erbsen 56, 70, 142, 219
Erbsensprossen 40, 165
Erdbeeren 94, 167, 175, 179, 220

Fenchel 19, 21, 28, 44, 56, 165, 173, 223
Fenchelsprossen 40
Feta 123, 178, 181
Fettfisch 20, 64, 148
Forelle 64, 151
Frühlingszwiebel 61, 123, 182
Frühstücksspeck 198

Gerstenmalzextrakt 136, 203
Getreidesprossen 40
Gewürznelken 71, 84, 166
Ginseng 56
Grana Padano 21, 29, 85, 107, 116, 146, 196
Granatapfel 167, 174, 179, 180
Granatapfelsaft 166, 169, 181
Granny Smith, Apfel 123
Grapefruit 94, 158, 159, 164, 226
Grieß 206
Gurke 124, 178, 185

Haferdrink 29
Haselnüsse 190, 192, 210, 221
Heidelbeeren 12, 15, 58, 94, 121, 177, 182
Hering 64, 154, 155, 221, 227
Hijiki 46, 47
Himbeeren 16, 56, 58, 94, 167, 176, 179, 182
Hirsemalzextrakt 201
Honig 40, 79, 83, 166, 195, 199
Hülsenfrüchte 14, 20, 21, 25, 28, 36, 48, 73, 110, 115, 137, 219, 223, 224, 227, 230, 234

Ingwer 71

Joghurt 40, 122, 204, 230
Johannisbeeren, rote 167, 172, 178, 182, 220, 224
Johannisbeeren, schwarze 220
Johannisbeere, rote 178

Kaki 125
Karotten 21, 30, 50, 58, 70, 95, 118, 119, 125, 127, 131, 133, 136, 165, 182, 218
Kartoffeln 21, 26, 35, 58, 70, 75, 76, 78, 95, 105, 106, 134, 144, 146, 155, 182, 185, 218, 220, 226
Kerbel 28, 223
Ketchup 120
Kichererbsen 21, 25, 37, 56, 60, 138, 142, 144, 145, 224
Kichererbsensprossen 39
Kirschen 94, 167, 176
Kirschtomaten 105, 123
Klementine 159
Knoblauch 35, 43, 56, 60, 67, 73, 80, 89, 94, 96, 101, 107, 116, 124, 136, 156
Knoblauchsprossen 39
Kohl 16, 87, 121, 125, 218, 220
Kokosessig 50, 61, 69
Kokosraspeln 206
Kombu 46, 48
Koriander 30, 60
Koriandersprossen 40
Kräuter 29
Kresse 21, 28, 98, 101, 220, 223
Kressesprossen 43
Kreuzblütengewächse 56, 87, 93, 101, 102, 220
Kreuzkümmel 60, 71

Kürbis 26, 75, 118, 125, 126, 131, 134, 136, 173, 210, 218
Kürbiskerne 44, 56, 59, 60, 224
Kurkuma 71, 72, 94

Lachs 21, 64, 151, 157, 221
Lauch 28, 67, 77, 95, 96, 126, 141, 145, 157, 223
Lauchsprossen 41
Leinöl 20, 24, 63, 64, 69
Leinsamen 56, 60, 64, 152, 161
Leinsamensprossen 43, 51
Limette 158
Linsen 14, 21, 25, 56, 138, 141, 224, 226
Linsensprossen 40
Lorbeer 71, 74, 98

Maiskeimöl 63, 69, 207, 236
Maismalzextrakt 201
Maismehl 199
Makrele 64, 149, 151, 153, 221
Mandarine 158, 159, 163, 220
Mandelmehl 134, 191, 206, 215
Mandeln 21, 28, 57, 107, 136, 146, 190, 193, 199, 221, 223, 224, 226
Mango 125, 132, 157, 218
Mangold 95, 125
Mangoldsprossen 39
Margarine 20, 53, 68, 235
Melone 118, 125, 218, 226
Milch 25, 54, 71, 88, 110, 122, 155, 170, 210, 213, 218, 219, 223, 226, 227, 228, 230, 234, 235, 236, 241
Minze 98, 103
Muskatnuss 71, 73, 75, 116, 134

natives Olivenöl extra 20, 29, 30, 39, 43, 49, 60, 61, 63, 69, 77, 78, 84, 85, 89, 94, 96, 100, 101, 105, 107, 116, 117, 121, 122, 123, 124, 134, 136, 142, 144, 145, 146, 155, 156, 157, 181, 182, 196, 199
Natives Olivenöl Extra 44, 95
Nori 46, 48, 50

Olivenöl 21, 63, 64, 126, 236
Oliven, schwarze 181, 199
Ölsamen 28, 53, 57, 59, 223, 235, 241
Orangen 16, 94, 125, 133, 158, 159, 165, 166, 171, 199, 220, 225, 226
Oregano 21, 61, 98, 104, 122, 181

Paprika 19, 21, 35, 101, 118, 124, 167, 218, 220
Paprikagewürz 29, 60, 73
Paprika, rote 85, 94, 157, 167, 172, 181, 182, 220
Pesto alla genovese 98, 99
Petersilie 28, 30, 43, 98, 105, 116, 128, 146, 156, 165, 181, 220, 223
Pfeffer 30, 49, 69, 71, 75, 84, 85, 95, 96, 100, 107, 116, 122, 123, 124, 134, 144, 145, 146, 155, 156, 157, 181, 196, 209, 220
Pfefferminze 56
Pfirsich 58, 125, 133, 167
Pflanzendrinks 26
Pflaumen 15, 58, 191, 208
Pinienkerne 100, 117, 191
Pistazien 190, 195, 224
Pizza Margherita 121

Quinoa 21, 23, 29, 30, 151, 195, 235
Quinoamehl 29

Radicchio 43, 94, 101, 145, 173, 182
Radieschen 43, 94
Radieschensprossen 43
Rapsöl 64
Reis, asiatischer 50
Reisdrink 206, 207, 215
Reisessig 50
Reismalzextrakt 201, 205, 206, 207
Reismehl 84, 207, 215
Reisöl 63
Rettichsprossen 41
Ricotta 43, 75, 77, 111, 122, 146, 195, 216
Robiola 107
Rohrzucker 47, 50, 61, 84, 135, 156, 166, 180, 215, 216
Rosenkohl 56, 87, 90, 125, 220, 222
Rosinen 166, 199, 206, 208
Rosmarin 98, 105, 136
Rotalgen 45
Rotklee 56
Rotkohlsprossen 39
Rucola 21, 43, 51, 56, 98, 102, 107, 225
Rucolasprossen 44

Safran 71
Sahne 68
Salbei 28, 98, 106, 116, 144, 223
Sardelle 149, 153
Sardine 64, 149, 151, 153, 221, 226, 228
Schalotte 67, 146
Schnittlauch 21, 28, 69, 85, 98, 100, 107, 147, 181, 199, 223
Schokolade 209
Schwarzkohl 56, 87, 90, 94, 95
Schweineschmalz 68, 235

Sellerie 95, 128
Senfsprossen 43, 51
Sesam 28, 52, 57, 61, 124, 223
Sesamöl 20, 51, 53, 61, 63, 78, 104, 107, 136
Sesamsamen 50, 60, 157
Shiitake-Pilze 89, 135
Soja 24, 25, 28, 38, 56, 138, 171, 222, 226, 230, 234, 238
Sojacreme 69, 215
Sojadrink 26, 47, 207
Sojaöl 63, 64, 236
Sojasoße 21, 30, 50, 60, 61, 123, 136
Sonnenblumenkerne 21, 37, 56, 57, 60, 221, 226
Sonnenblumensprossen 40
Spargel 94
Spinat 14, 16, 19, 23, 75, 109, 116, 117, 125, 137, 219, 220, 222, 225, 226
Spirulina 38, 46, 48
Sprossen 21, 32, 43
Stachelbeeren 58
Stängelkohl 21, 28, 87, 91, 94, 222
Sternanis 77, 79
Szechuanpfeffer 77

Tee 121, 211
Tee, grüner 12, 14, 94, 169, 212, 222
Thunfisch 44, 61, 149, 151, 154, 156
Thymian 47, 71, 76, 78, 96, 98
Tomaten 21, 35, 58, 76, 94, 104, 118, 122, 124, 125, 141, 153, 167, 171, 178, 218, 220, 226
Tomaten, geschälte 95, 228
Tomaten, getrocknete 96, 107
Trauben 12, 13, 15, 94, 121, 185

Vanille 47, 71, 166, 206, 209
Vollkorngetreide 20, 56, 219, 226
Vollkornmehl 116, 191, 207

Wakame 46, 51
Walnüsse 15, 40, 64, 179, 190, 196, 219, 221, 224, 226
Wasabi 50
Wassermelone 118, 218
Wein 12, 169, 183, 189, 211
Weißkohl 87, 90, 94, 220
Weizenkeime 224, 226
Weizenkleie 60, 207
Wirsing 21, 87, 90, 95, 125, 218

Zartbitterschokolade 14, 210, 215, 216
Zimt 71, 166
Zitronatzitrone 158
Zitrone 14, 40, 47, 94, 153, 158, 159, 164, 166, 172, 180, 207, 220
Zitronensaft 124, 150
Zucchini 16, 21, 30, 49, 61, 76, 100
Zwiebel 15, 16, 56, 67, 80, 84, 85, 94, 95, 101, 124, 134, 155, 231

Register der Nutrazeutika

Die Seitenzahlen der *Glossareinträge* zu den jeweiligen Nutrazeutika sind halbfett hervorgehoben.

Alkaloide 35, 73, 168, 173, 222
Aminosäuren 15, 23, 35, 112, 196, 233, 234, 239, 241
Aminosäuren, essenzielle 24, 34, 36, 48, 54, 135, 138, 151, 234
Aminosäuren, Vorstufe 24
Antikörper 24, 94, 113, 232

Beta-Carotin 48, 94, 102, 118, 125, 129, 164, 218
Bioflavonoide 231, 240
B-Vitamine 24, 45, 53, 82, 101, 106, 128, 135, 139, 150, 163, 196, 219, 240

Calcium 18, 24, 26, 27, 33, 38, 40, 45, 53, 56, 82, 91, 93, 101, 102, 106, 126, 135, 139, 140, 141, 150, 163, 172, 175, 183, 190, 194, 221, 222, 229, 238
Chrom 39, 48, 239
Coumestane 38, 56, 238

Delta-Tocopherol 46

Eisen 14, 18, 19, 24, 33, 36, 40, 45, 59, 82, 91, 101, 102, 106, 110, 126, 131, 135, 137, 139, 140, 141, 150, 160, 163, 171, 176, 177, 183, 186, 190, 194, 220, 224, 239

Fette 25, 27, 33, 37, 45, 59, 64, 93, 135, 138, 149, 159, 162, 167, 170, 172, 176, 193, 196, 213, 219, 235, 239, 240
Fettsäuren 21, 24, 33, 54, 65, 68, 138, 148, 190, 235
Fluor 82, 196, 238
Folsäure 18, 74, 88, 94, 110

Hormone 12, 14, 24, 28, 38, 46, 55, 83, 94, 185, 223, 225, 227, 236, 237

Isoflavone 38, 56, 230, 238

Jod 18, 45, 54, 102, 150, 183, 225, 239

Kalium 18, 19, 23, 33, 45, 80, 82, 88, 101, 102, 126, 131, 137, 140, 150, 154, 164, 168, 172, 173, 175, 178, 183, 190, 194, 197, 226, 239
Kaliumsalze 45
Kupfer 38, 48, 102, 150, 176, 190, 196, 239

Lignane 55, 56, 238

Magnesium 18, 19, 27, 33, 39, 45, 82, 101, 131, 135, 137, 150, 163, 176, 183, 194, 223, 226, 238
Makronährstoffe 26, 239
Mangan 23, 24, 48, 82, 176, 183, 239
Mengenelemente 28, 223, 226, 238, 239
Mikronährstoffe 239
Mineralstoffe 16, 17, 24, 27, 32, 34, 36, 38, 58, 80, 87, 109, 120, 137, 150, 154, 159, 173, 176, 178, 183, 190, 197, 202, 239
Molybdän 227, 239

Natrium 18, 19, 45, 135, 150, 159, 176, 195, 228, 239
Natriumsalze 45
Niacin 24, 46, 74, 94, 128, 135, 139, 219
Nitrate 228, 240
Nitrite 115, 228, 240

Omega-3-Fettsäuren 21, 34, 54, 64, 138, 149, 193, 196

Pantothensäure 46, 74, 94
Phosphor 18, 19, 23, 24, 26, 33, 38, 45, 53, 59, 82, 91, 102, 135, 137, 141, 150, 154, 163, 173, 176, 177, 183, 190, 194, 221, 229, 238
Phytoöstrogene 40, 55, 161, 171, 238
Phytosterine 40, 66, 193
Polyphenole 14, 94, 161, 168, 174, 179, 184, 195, 211, 230, 240
Proteine 14, 20, 23, 32, 33, 34, 36, 45, 53, 57, 80, 93, 111, 137, 149, 159, 163, 167, 177, 190, 196, 202, 213, 227, 233, 234, 239, 241

Riboflavin 74, 94, 135, 139

Schwefel 12, 80, 82, 102, 135, 176, 239
Selen 19, 38, 48, 80, 150, 163, 171, 193, 232, 239
Silicium 38, 135, 238, 239
Spurenelemente 36, 80, 101, 171, 176, 202, 238

Thiamin 74, 94, 135

Vitamin A 18, 37, 45, 58, 64, 74, 80, 82, 91, 94, 101, 106, 125, 150, 163, 171, 176, 183, 197, 218, 220, 240
Vitamin B_1 18, 40, 58, 80, 94, 139, 171, 183, 197, 219
Vitamin B_2 18, 40, 45, 80, 91, 94, 102, 139, 183, 197, 219
Vitamin B_3 oder PP 18, 24, 58, 80, 94, 102, 128, 141, 183, 219
Vitamin B_6 18, 94, 167, 197, 219
Vitamin B_9 18, 94, 110, 113, 219
Vitamin B_{11} 39
Vitamin B_{12} 18, 37, 45, 58, 94, 113, 219, 239

Vitamin C 18, 19, 24, 37, 38, 45, 74, 80, 82, 88, 91, 94, 101, 106, 110, 115, 121, 129, 139, 142, 159, 167, 171, 175, 183, 220, 224, 231, 240

Vitamin D 18, 38, 46, 48, 53, 58, 64, 128, 150, 164, 221, 236, 240

Vitamin D_3 28, 223

Vitamine 22, 24, 32, 45, 53, 58, 64, 74, 82, 87, 94, 101, 109, 111, 120, 126, 139, 150, 158, 171, 190, 202, 218, 239, 240

Vitamin E 18, 38, 48, 53, 58, 64, 74, 82, 90, 94, 102, 128, 171, 193, 196, 220, 221, 231, 236, 240

Vitamin K 18, 38, 48, 64, 222, 236, 240

Vitamin T 53

Zink 24, 59

Dank

Dieses »schriftliche Experiment« verdankt seine Verwirklichung vielen Menschen: Jeder von ihnen leistete einen Beitrag, der mich auf entscheidende Weise inspirierte und dafür sorgte, dass ich es bis zum Punkt am Ende eines jeden Satzes geschafft habe.

Sich zu bedanken scheint banal und kann doch, wie ich glaube, nie genug sein.

Allan Bay hat den Startschuss für dieses begeisternde Projekt gegeben. Ohne ihn wäre der Gedanke zu dem Buch nie entstanden, und folglich wäre es auch niemals geschrieben worden. Meinen aufrichtigen Dank, Allan.

Ich danke meinem Großvater Eurico, der mir das »Gen« kulinarischer Kreativität und die Leidenschaft für die Nahrungsmittel vererbt hat. Ich erinnere mich an seine Rosmarinkartoffeln, die er bei minimaler Hitze briet und dabei unaufhörlich eine nach der anderen wendete, sowie an seine hervorragende Tomatensoße mit Basilikum aus frischen Tomaten. Die Zuppa inglese gelingt mir immer noch nicht so gut wie ihm!

Ich danke Meisterkoch Pietro Leemann, ich danke Simone Salvini und dem fabelhaften Roberto di Mauro, bei dem ich sogar noch einmal in die Schule gegangen bin – die Küchenschule! Ein herzliches Dankeschön geht an Professor Umberto Veronesi und Professor Franco Berrino für den enormen »gesunden« Ansporn, den sie mir bei unseren Begegnungen gegeben haben.

Danken muss ich auch allen, die an dieses Projekt geglaubt haben, angefangen bei dem gesamten Team von Ponte alle Grazie, vor allem der hervorragenden Lektorin Cristina Palomba, die (zu meiner Überraschung und Freude) ihre Zustimmung zu diesem Vorhaben gab, und Laura De Tomasi (Quell unendlicher Geduld), mit der ich Ideen und Rezepte austauschte und viel Zeit verbrachte! Mein grenzenloser Dank gilt auch Luisa, Maria und Matteo, die dieses Buch »sichtbar« gemacht haben!

Ein Riesendankeschön geht an meine Partnerin (und künftige Ehefrau) Veruska, die mir bis zum letzten Wort jedes Kapitels Mut gemacht und mir geholfen hat, auch die Tage zu überstehen, an denen die Inspiration auf sich warten ließ. Danke, Veru!

Ich danke Veronica von Herzen, dass sie mir eine so starke Stütze war: Eine sehr liebe Freundin, die über die wunderbaren Eigenschaften großer Geduld und guten Willens verfügt. Ich danke allen, die mit mir daran geglaubt haben, dass ich diese (schwere) Herausforderung meistern werde – darunter auch meine ganze Familie (Mama, Papa, Mirca und Gianni, Barbara, Giovanni), die sich oft als Versuchskaninchen für meine kulinarischen »Experimente« zur Verfügung stellen.

Ich kann nicht umhin, mich mit einigen weiteren Worten bei meinen Freunden zu bedanken – hervorragenden »Labormäusen«, die mit Freuden (und angemessener Kritik, aber auch vielen Komplimenten) meine Rezepte ausprobieren. Ich danke Jean-Paul, Nicola, Giko, Paolo, Taty, Igor, Andre, Kla, Claudio, Tom, Luca, Alex, Fabio, Marika, Gessi sowie meinen äußerst gestrengen IFOM-Kollegen.

Aktive Enzyme – vitaler Körper

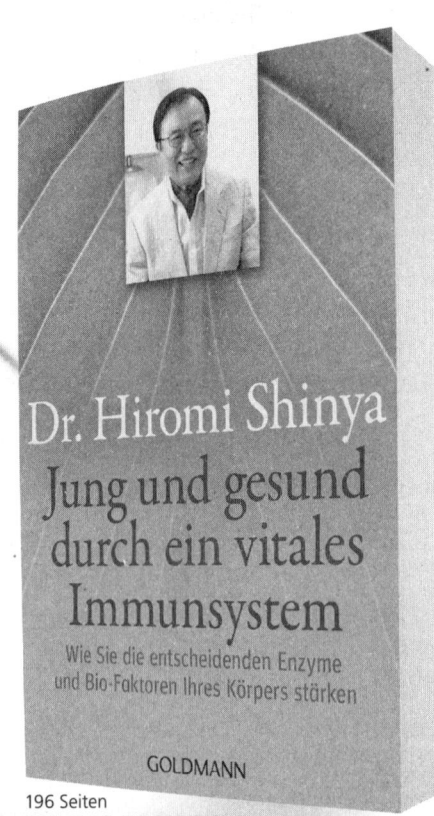

Eine intakte Darmflora stärkt das Immunsystem und hält jung und fit. Der bekannte Gastroenterologe Dr. Shinya verrät, wie wir unseren Stoffwechsel in Schwung bringen und langfristig rundum gesund bleiben können.

196 Seiten
ISBN 978-3-442-21947-6

www.goldmann-verlag.de
www.facebook.com/goldmannverlag

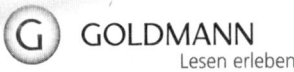

GOLDMANN
Lesen erleben